Docteur D.-F. USSE
Interne de la Maison Nationale de Charenton

LES Délires d'Imagination dans la Paralysie générale

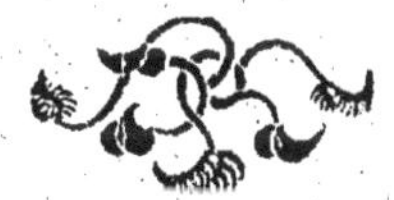

PARIS
JOUVE & Cie, ÉDITEURS
15, rue Racine, 15

1912

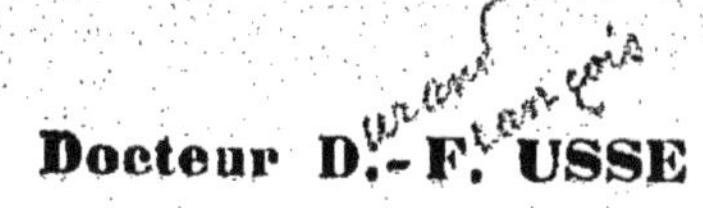

Docteur D.-F. USSE

Interne de la Maison Nationale de Charenton

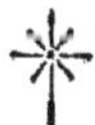

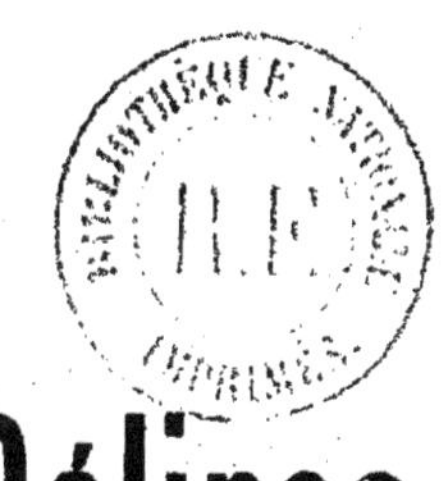

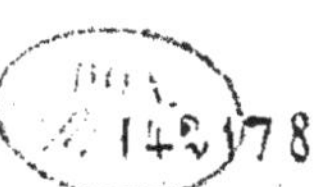

LES Délires d'Imagination dans la Paralysie générale

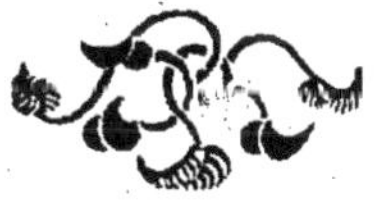

PARIS

JOUVE & Cie, ÉDITEURS

15, rue Racine, 15

1912

C'est à M. le Dr Roger-Mignot que s'adresse le premier hommage de cette thèse. Médecin-chef de la Maison nationale de Charenton, il fut mon premier maître en psychiâtrie, et je dois tout à son initiation bienveillante, à ses conseils éclairés et prudents. Il a bien voulu m'inspirer le sujet de ce travail, me guider dans son exposé, et mettre à mon entière disposition les riches dossiers de ses malades : je ne saurais trop lui dire combien je lui reste reconnaissant et respectueusement dévoué.

Ma deuxième année d'internat me fit l'élève de M. le Dr Damalix, chirurgien en chef de l'hôpital du Canton; les consultations externes que ce maître dirige avec tant d'expérience et de bonté ont heureusement complété mon éducation médico-chirurgicale. Qu'il veuille bien agréer, ainsi que M. le Dr Beaussenat, chirurgien, l'expression de ma sincère gratitude.

M. le Dr Marchand, médecin-chef de la Maison Nationale de Charenton, m'a toujours réservé, dans son service, le plus bienveillant accueil, et ce m'est un agréable honneur, dont je lui suis infiniment reconnaissant, qu'il ait bien voulu m'accepter comme interne au début de ma troisième année.

Je ne fus que trop peu de temps l'élève de M. le Dr Roger Dupouy, devenu médecin-directeur de la

Maison de santé de Fontenay. J'ai su cependant apprécier la sûreté et l'étendue de sa science médicale et psychiâtrique, et je le remercie vivement des excellentes leçons qu'il m'a données.

Je suis très reconnaissant à M. le Dr Mignard, médecin-adjoint de la Maison nationale, de sa cordiale bienveillance, et je voudrais pouvoir mettre longtemps à contribution sa haute culture psychiâtrique, littéraire et philosophique.

Je n'aurai garde d'oublier les maîtres des hôpitaux de Paris qui, de près ou de loin, voulurent bien guider mes premiers pas dans la carrière médicale et me faire profiter de leur très grande expérience et de leurs brillantes leçons.

Externe à Bichat de M. le professeur Hartmann, j'y fus en même temps l'élève des professeurs agrégés Lecène et Okinczyc, et je dois à ces trois maîtres d'avoir appris à leur école combien l'art chirurgical comporte de science, d'habileté et de généreuse abnégation.

A Saint-Antoine, l'enseignement discret et choisi de M. le Dr Mosny, membre de l'Académie de Médecine, sut m'initier aux joies délicates du scepticisme et de la rigueur scientifique, et je garde le meilleur souvenir de la charmante courtoisie avec laquelle ce maître voulut bien m'agréer, deux années durant, comme stagiaire bénévole et comme externe.

Mon passage trop court à l'hôpital Trousseau

chez M. le Dr Triboulet me permit de participer au généreux enthousiasme que cet ardent chercheur sait rayonner autour de lui, et de me familiariser avec les mystères de la pathologie infantile.

A MM. les professeurs Reclus et Tuffier, à M. le Dr Sirédey, dont je fus élève-stagiaire, à MM. les Drs Doléris, Funck-Brentano et Dubrisay, qui furent mes maîtres en obstétrique, ainsi qu'à MM. les Drs Garnier et Beaufumé qui maintes fois m'aidèrent de leurs bienveillants encouragements, j'adresse mes remerciements les plus respectueux et les plus émus.

M. le professeur Piéron, directeur du laboratoire et chef des travaux de psychologie expérimentale à la Sorbonne, a bien voulu m'admettre aux intéressantes conférences pratiques qu'il dirige à Villejuif, et je dois à sa gracieuse initiation, en même temps que bien des vues nouvelles, un souci plus aigu des précisions psychologiques et de la rigueur expérimentale.

Je suis heureux d'avoir pu quelquefois profiter de l'éloquent enseignement psychiâtrique de MM. les professeurs Gilbert-Ballet et Dupré, à Sainte-Anne et au Dépôt.

Je remercie tout particulièrement M. le professeur Gilbert-Ballet du grand honneur qu'il me fait en acceptant de présider ma thèse.

A tous ces noms, il en est encore deux que ma reconnaissance voudrait ajouter : M. le Dr Félix Ramond, médecin des Hôpitaux, et le Dr H. Mondor, interne, aide d'anatomie et déjà chirurgien habile, furent pour moi non seulement des maîtres bienveillants et éclairés, mais aussi des amis dévoués, dont les encouragements et les conseils me furent précieux, à maintes reprises, en vertu sans doute des affinités que créait entre nous l'âme commune de la petite patrie.

Je n'essaierai pas de traduire en un faible remerciement les sentiments de profonde reconnaissance que m'inspirent tous ceux des miens dont l'affectueuse sollicitude m'a permis d'arriver à ce point de ma vie médicale. Ma plume serait inhabile à rappeler dignement les longs sacrifices de mes parents, les délicates attentions de mes oncles et tantes, la douce affection de mes frères, sœurs et beaux-frères, le bienveillant intérêt que n'a cessé de me témoigner mon vénéré cousin, l'abbé J. Usse, comme aussi le modeste dévouement de mes éducateurs et le cher souvenir des morts que je pleure.

Mes années d'étude, d'externat et d'internat m'ont valu des camaraderies et des amitiés dont je suis fier : je voudrais en terminant que ce discret hommage aille au cœur de tous ceux dont la cordiale sympathie a peuplé ma vie d'heures exquises.

Charenton, le 25 octobre 1912.

D.-F. U.

LES DÉLIRES D'IMAGINATION

DANS LA

PARALYSIE GÉNÉRALE PROGRESSIVE

HISTORIQUE ET INTRODUCTION

Il semble que la psychiâtrie se soit généralement désintéressée du mécanisme psychologique des délires chez les paralytiques généraux. C'est qu'en effet depuis que la maladie de Bayle fut isolée dans le cadre nosologique, l'attention des aliénistes s'est avant tout portée sur les conditions étiologiques, les troubles anatomiques et somatiques de cette affection. Et parmi les désordres mentaux qu'elle cause, les idées délirantes ne pouvaient avoir qu'une importance secondaire, dominées et modifiées qu'elles sont par l'affaiblissement du fonds intellectuel tout entier.

Aussi la plupart des auteurs se bornent-ils à constater le caractère absurde, incohérent, mobile et contradictoire des délires paralytiques, et leur couleur mégalomaniaque dominante. D'ailleurs les travaux tentés pour établir la psychopathogénie de ces délires ne pouvaient aboutir tant qu'on cherchait à les fonder uniquement sur l'hallucination ou l'interprétation, les deux phénomènes psychologiques seuls donnés jusqu'alors comme base possible d'un délire.

Il suffit de rappeler les opinions et observations contradictoires publiées au sujet des hallucinations de la paralysie générale, phénomènes dont on a tour à tour nié ou affirmé la fréquence [Voir Girma (57) Peyre (127), Ducosté (33), Hannion (60)][1].

En réalité, la plupart des délires paralytiques ne sont ni hallucinatoires ni interprétatifs, et c'est à propos de leur mécanisme psychologique que le professeur Joffroy et notre maître le Dr Roger-Mignot ont tenté un premier essai de synthèse dans leur volume sur la paralysie générale (69). Parlant de la démence et des délires paralytiques, ces auteurs font ressortir « qu'une manifestation curieuse des perturbations de la liaison des idées consiste dans *l'exaltation pathologique de l'imagination créatrice* ». Ils rappellent « les projets extraordinaires, les inventions merveilleuses, les conceptions fantastiques qui souvent hantent l'esprit de ces malades » et ils ajoutent : « Il y a là une suractivité de la fonction du rapprochement des idées et des images bien particulière à la paralysie générale. »

Telle est l'opinion que sont venus confirmer les

1. Les nombres entre ( ) renvoient à la bibliographie placée à la fin du volume.

récents travaux du professeur Dupré et de son élève Logre sur les délires d'imagination. Dans leur mémoire présenté au Congrès de Bruxelles en 1910 et publié par *l'Encéphale* de mars à juin 1911 (46), ces auteurs proposent « de désigner sous le nom de *délires d'imagination* des délires intéressant d'une manière élective l'imagination reproductrice et surtout créatrice ». Ils distinguent deux groupes de délires imaginatifs : d'une part, les délires d'imagination essentiels, primitifs ou isolés ; d'autre part, les délires secondaires ou symptomatiques.

C'est à ce dernier groupe qu'il convient, d'après eux, de rattacher la plupart des délires paralytiques.

« Dans la paralysie générale, écrivent-ils, où le pouvoir de contrôle est réduit au minimum, les processus imaginatifs, libres de tout frein, s'exaltent sans mesure. Il en résulte une fabulation désordonnée, anarchique, colossale » ; et plus loin : « le délire du paralytique général, où fréquemment l'euphorie s'exprime par des idées de grandeur, en dehors de tout phénomène hallucinatoire et interprétatif, nous offre le type le plus accompli des délires d'imagination symptomatiques »

Depuis lors, on a publié quelques cas de délires d'imagination chez des paralytiques généraux. Rogues de Fursac et Génil-Perrin (146) rapportent l'observation d'un débile, chez qui l'éclosion de la paralysie générale n'a fait qu'exagérer des tendances mythomaniaques antérieures, et soumettre le malade à la duperie d'un roman déjà préformé dans son esprit.

Trénel et Libert (175) ont présenté, à la Société clinique de médecine mentale, deux cas de paralysie générale sénile avec fabulation, qui réalisaient à s'y méprendre le syndrome presbyophrénique. Mais ces observations, dont l'intérêt clinique est incontestable, correspondent à des formes de paralysie générale relativement rares, où l'on pourrait soutenir l'indépendance pathogénique de la paralysie et du délire. Elles ne sauraient permettre de formuler des conclusions générales sur les rapports des délires d'imagination avec la paralysie générale progressive.

Aussi nous a-t-il paru intéressant de recueillir des faits plus typiques et plus nombreux dans le service de notre maître le Dr Roger-Mignot, où la proportion des paralytiques généraux est relativement élevée, d'autant que le milieu social et la culture antérieure de ces malades favorisaient davantage, à notre avis, l'éclosion de délires plus riches et plus faciles à analyser.

Parmi les 170 paralytiques généraux qui ont été soignés à Charenton durant ces quatre dernières années, nous avons systématiquement recherché tous ceux qui ont présenté à un moment quelconque de leur affection des phénomènes délirants. Nous nous sommes efforcé, dans ces délires, de faire la part des hallucinations, des interprétations et des conceptions purement imaginatives. Et ce sont les observations qui nous ont paru les plus intéressantes et les plus complètes à ce dernier point de vue, que nous avons rapportées dans la partie principale de ce travail. Nous faisons précéder ces observations cliniques de deux chapitres préliminaires, l'un de définitions, l'autre de divisions concernant nos délires, et nous croyons pouvoir tirer des faits rapportés certaines considérations cliniques et psychologiques que nous résumerons dans un chapitre final.

Il va sans dire que cet opuscule n'a pas la prétention d'être complet et définitif sur la matière, mais nous espérons que ces quelques faits, rapportés le plus scrupuleusement possible, pourront un jour servir à des généralisations que nous interdit notre inexpérience actuelle.

CHAPITRE II

DÉFINITIONS PRÉLIMINAIRES

Avant d'aborder l'exposé de nos observations, il convient de s'entendre sur la signification des termes que nous nous proposons de rapprocher entre eux. Nous n'insisterons pas sur les traits essentiels de la paralysie générale progressive, l'une des rares entités véritablement incontestables des classifications psychiâtriques. Chacun sait que cette affection consiste en une méningo-encéphalite diffuse qui se traduit par des troubles somatiques nerveux tels que : tremblement musculaire, troubles réflexes, inégalité des pupilles qui ne réagissent plus à la lumière, hyperlymphocytose du liquide rachidien ; et par des troubles psychiques que domine un affaiblissement global et progressif des facultés intellectuelles. Bien qu'on admette généralement l'origine spécifique de cette affection, qui serait avec le tabes une des principales manifestations parasyphilitiques de Fournier, on discute encore la pathogénie de la plupart de ses symptômes ; et il semble qu'à la syphilis peuvent s'ajouter ou même se substituer un grand nombre d'autres causes déterminantes, telles que les traumatismes et surtout les intoxications exogènes ou endogènes. Mais nous n'avons pas à entrer dans les discussions étiologiques et pathogéniques concernant la paralysie générale. Qu'il nous suffise de dire que cette affection, essentiellement chronique et progressive, peut, à chacune de ses trois périodes évolutives, s'accompagner de manifestations délirantes que nous avons cru devoir ranger le plus souvent parmi les délires d'imagination.

Mais qu'est-ce que l'imagination ? Qu'est-ce qu'un délire ? Et que faut-il entendre par délire d'imagination ?

Nous distinguerons, avec les psychologues classiques (61, 65, 141, 142), deux formes d'activité imaginative : l'*imagination reproductrice* ou pouvoir d'évocation d'images, faits ou sentiments passés, sous un aspect et dans un ordre conforme à leur réalité, et l'*imagination créatrice* ou faculté de combiner et coordonner des idées, images ou sentiments, suivant un ordre nouveau, un type idéal. Mais, comme le dit Rey (141), « c'est surtout par son épithète de créatrice que se justifie le terme d'imagination » ; et c'est bien le pouvoir d'invention ou de « constructivité psychique » plutôt que la faculté d'objectivation dans l'évocation que nous nous proposons de montrer à la base de nos délires paralytiques.

Ribot (142), analysant les éléments de l'imagination créatrice, rattache cette forme d'activité à trois facteurs principaux : un facteur volontaire ou moteur, un facteur affectif et un facteur intellectuel. Nous verrons plus loin que, suivant la prédominance des perturbations psychiques sur tel ou tel de ces facteurs au cours de l'affaiblissement mental progressif de la paralysie générale, l'imagination délirante revêt des formes cliniques assez spéciales. Mais il faut indiquer, dès maintenant, que cette fonction toute intuitive et spontanée se distingue nettement de la sensation et du raisonnement, formes d'activité psychique dont les perturbations expliquent les délires hallucinatoires et interprétatifs.

Les quelques considérations suivantes sur le délire en général, nous montreront que l'imagination pour être délirante, doit s'accompagner d'une croyance irréductible à la réalité objective des conceptions spontanées qu'elle amène à la conscience.

Nous ne tenterons pas d'apporter, après tant d'auteurs, une notion personnelle du délire. Bien que toutes les définitions données jusqu'ici soient incomplètes ou trop systématiques, nous citerons celle d'Esquirol et de J. Falret comme la plus clinique et la plus dégagée de toute théorie psychologique préconçue. « Un homme, écrit Falret (48), est dans le délire, lorsque ses sensations ne sont pas en rapport avec les objets extérieurs, lorsque ses idées ne sont pas en rapport avec ses sensations, lorsque ses jugements et ses déterminations ne sont pas en rapport avec ses idées, lorsque ses idées, ses jugements, ses déterminations sont indépendants de sa volonté. »

Baillarger (3) pousse plus loin, semble-t-il, l'analyse psychologique, lorsqu'il distingue deux éléments essentiels dans toute idée délirante : 1° un phénomène d'*automatisme* cérébral faisant surgir spontanément à la conscience une conception ou un jugement erroné quelconque ; 2° un phénomène de *croyance irréductible* à la réalité de cette conception spontanée. Il semble bien, en effet, que cette irréductibilité de la croyance reste au fond de toute idée délirante, qui participe ainsi de la vie affective par les mobiles ou tendances qui la conditionnent, comme elle participe de l'activité organique ou motrice par son automatisme, et de l'activité intellectuelle par la conscience qui l'accompagne.

Mais, quelque complexes que paraissent les racines et la pathogénie des idées délirantes, il semble qu'on puisse les répartir en diverses catégories, d'après leurs manifestations extérieures ou cliniques, d'après leur évolution, et surtout d'après leur mécanisme psychologique.

Nous ne nous attarderons pas à différencier les délires aigus des délires chroniques, pas plus qu'à énumérer les diverses formes de délires expansifs ou dépressifs ; seule nous intéresse la division d'après le mécanisme psychologique du délire.

Ball et Ritti (4) distinguent dans la vie psychique quatre séries de fonctions différentes : la sensation, le sentiment, l'action, la pensée ; et suivant que les troubles portent ou prédominent sur telle ou telle de ces fonctions psychiques, ils différencient quatre variétés de délires : délire sensoriel ou des sensations (illusions, hallucinations), délire des sentiments (obsessions, phobies), délire des actes et délire intellectuel ou de la pensée. Il faut rapprocher de cette classification la division proposée par Krafft-Ebbing (84) en : 1° délires de rêve ; 2° délires sensoriels ; 3° délire par associations et réflexion, 4° délires par idées spontanées qui s'imposent, ou hallucinations purement psychiques. Le professeur de Gratz rejette, on le voit, les délires des sentiments et des actes, y substitue les délires de rêve et établit une subdivision parmi les délires intellectuels qui seraient automatiques ou raisonnants.

Ces vues concordent assez bien avec les récents travaux de l'école française qui s'est attachée à décrire, préciser et nommer les diverses manifestations délirantes en de riches monographies telles que celles de Régis sur le délire onirique (136), de Magnan sur le délire hallucinatoire chronique (95), de Sérieux et Capgras sur le délire d'interprétation (161), enfin celle de Dupré et Logre sur les délires d'imagination (46).

Pour définir cette dernière variété, objet de notre étude, nous laisserons la parole aux auteurs qui, les premiers, l'ont isolée : « Nous avons proposé de désigner sous le nom de délires d'imagination, écrivent MM. Dupré et Logre (46), des délires intéressant d'une manière élective, l'imagination reproductrice et surtout créatrice. On sait que cette activité créatrice résulte de l'association spontanée des images et des idées, aboutissant à des combinaisons nouvelles. Ces constructions imaginatives plus ou moins conformes à la réalité représentent des produits subjectifs, autogènes de l'esprit, des synthèses originales dont l'orientation exprime les tendances personnelles du sujet et dont la complexité est proportionnelle à l'abondance et à la mobilité des matériaux psychiques. A vrai dire, on pourrait montrer que l'imagination prend une part effective à la formation de tous les délires puisque tous renferment, par définition même, des éléments fictifs ajoutés à la réalité, et qui représentent la création personnelle du sujet ; mais si l'on envisage le mode d'éclosion du délire, on reconnaît que, selon les cas, l'erreur s'impose à l'esprit, soit à la suite de perceptions (hallucinations) ou de raisonnements (interprétations) pathologiques, soit en vertu d'un processus intellectuel, de formule et d'expression exclusivement imaginatif. C'est cette différence de mécanisme du délire qui autorise à décrire à part, à côté des délires hallucinatoires et interprétatifs, les délires d'imagination ». Et, pour mieux préciser cette différence, les mêmes auteurs ajoutent plus loin : « *L'imaginatif*, également insoucieux des constatations sensorielles et des démonstrations logiques, exprime des idées, expose des histoires, émet des affirmations à la réalité desquelles, en dehors de toute expérience et de tout raisonnement, il attache immédiatement sa croyance. Le malade, réalisant d'emblée ses associations d'idées, transporte dans le monde extérieur ses créations subjectives, en leur conférant tous les caractères de l'objectivité. Il procède par intuition, par auto-suggestion, par *invention*. Le point de départ de son erreur n'est pas la notion d'un fait extérieur, exact ou inexact, source d'un raisonnement incorrect ou résultat d'une perception fausse, mais une fiction d'origine endogène, une création subjective. L'interprétant procédait en savant ; l'imaginatif procède en poète. »

C'est à la fois définir, discuter et différencier, mieux que nous n'aurions su le faire, le syndrome que nous nous proposons d'étudier chez les paralytiques généraux.

CHAPITRE III

FRÉQUENCE ET DIVISIONS

Le nombre des paralytiques généraux soignés à la maison de Charenton et dont nous avons retrouvé les observations détaillées, nous permet d'apporter une statistique assez suggestive sur la fréquence et l'intérêt des délires d'imagination dans la méningo-encéphalite diffuse. Nos recherches, faites exclusivement dans le service des hommes, n'ont porté que sur les cinq dernières années, et voici la répartition, au point de vue qui nous intéresse, des 170 paralytiques généraux entrés à la maison Nationale depuis 1907 :

Nombre de paralytiques généraux observés.....	170
Formes délirantes..............................	80
Délires d'imagination.........................	52
Paralysies générales avec hallucinations nettement caractérisées.........................	20

On voit que le tiers environ de nos malades ont présenté pendant l'évolution de leur paralysie générale des phénomènes délirants de mécanisme imaginatif.

Nous nous réservons d'expliquer plus loin en quoi la proportion de nos paralytiques généraux hallucinés ne concorde pas avec celles qu'ont établies divers auteurs que cite Ducosté (34), lorsque nous montrerons que le plus souvent les hallucinations ne constituent dans les délires paralytiques que des phénomènes tout à fait tardifs d'automatisme psycho-sensoriel, ou des épiphénomènes très secondaires suggérés au malade, ou survenant à titre d'explications fortuites au cours de délires nettement imaginatifs.

Bornons-nous à fixer, pour l'instant, le principe qui nous a guidé dans la classification des faits cliniques suivants. Nous nous étions d'abord proposé d'adopter la division classique en délires expansifs et délires dépressifs, que nous aurions ensuite subdivisés, s'il y avait eu lieu, avec Régis (136), en délires mégalomaniaques, d'invention, mystiques ou érotiques d'une part, et en délires hypocondriaques, mélancoliques, de persécution ou de négation d'autre part. Mais nous nous sommes rapidement aperçu que plusieurs de nos paralytiques généraux déliraient en dehors de toute exaltation ou dépression de leur état affectif; chez les uns, le délire d'imagination, sorte de fabulation complémentaire, destiné à cacher le déficit d'une mémoire troublée, ne peut être en rapport avec une affectivité absente; chez d'autres, les conceptions imaginatives délirantes, purement automatiques, sont dissociées du ton émotionnel concomitant. Il est enfin des cas où le délire, sans être proprement expansif ou dépressif, n'est que l'exagération de tendances antérieures au mensonge ou d'une mythomanie constitutionnelle. Aussi bien, s'il est vrai de dire que le plus souvent l'affaiblissement psychique, caractère toujours dominant des délires d'imagination de la paralysie générale, se manifeste avant tout par des perturbations de la sphère affective, il faut reconnaître que parfois les troubles des sphères intellectuelle et motrice dominent le tableau clinique. Et le délire comme l'imagination, subissent l'influence de ce défaut de parallélisme ou de symétrie dans les progrès de l'affaiblissement psychique. Il nous a donc semblé qu'il serait plus conforme à la clinique et à la psychologie de distinguer :

1° Des délires où prédominent les troubles affectifs (exaltation, dépression, états mixtes, perversions instinctives antérieures). Ce seraient les *délires affectifs* d'imagination, classe la plus nombreuse de beaucoup ;

2° Des délires dominés par des troubles intellectuels et en particulier des perturbations de la mémoire, et que l'on pourrait appeler *délires de fabulation*, par analogie avec les troubles désignés de ce mot chez les déments séniles presbyophréniques ;

3° Des délires dont les caractères dominants sont la spontanéité et la monotonie, manifestations d'automatisme psycho-moteur que l'on peut rapprocher des stéréotypies, et qui correspondent au degré le plus bas de la désintégration psychique : *délires stéréotypés* ou d'association automatique.

Il va sans dire que cette distinction des délires paralytiques d'imagination en trois variétés n'échappe pas aux défauts communs des divisions, toujours trop schématiques, et, en grande partie, artificielles. Ici, plus souvent qu'ailleurs sans doute, nous verrons les trois formes se pénétrer ou se confondre.

Néanmoins, il se trouve que cette classification, d'après la modalité des perturbations psychiques, nous a paru répondre assez exactement à l'ordre de succession des trois périodes évolutives de la paralysie générale ; les délires affectifs se manifestant surtout à la période de début ; les délires de fabulation à la période d'état ; les délires stéréotypés ou d'association étant seuls possibles à la phase démentielle terminale.

Cette division clinique a l'avantage, en outre, de concorder avec certaines données classiques sur les caractères psychologiques et la division des phénomènes imaginatifs. Le premier groupe nous montrera le jeu perverti de l'imagination *créatrice* s'attachant d'abord à l'*avenir ;* dans le deuxième, nous verrons surtout des délires d'imagination *reproductrice* brodant sur les souvenirs incomplets du *passé ;* le dernier groupe nous révèlera l'activité imaginative sous sa forme la plus dégradée : le jeu automatique et perverti des *associations d'idées* se déroulant dans un éternel *présent* et coïncidant avec des troubles profonds de la personnalité.

Enfin, cet ordre de classement nous a paru le plus apte à montrer les étapes successives de désintégration d'une fonction mentale dont la déchéance obéit aux lois générales de la physiologie, puisque nous lui décrirons une phase d'excitation préparalytique suivie de la perte progressive de ses éléments jusqu'à sa disparition finale sous quelques formules automatiques et absolument inconscientes.

Dans l'exposé de nos observations ainsi groupées, nous nous sommes efforcé, avant tout, de rapporter aussi textuellement que possible les paroles ou les écrits spontanés qui nous ont paru les plus caractéristiques du délire et les plus représentatifs de l'activité imaginative de nos malades. Aussi n'avons-nous le plus souvent posé que les questions strictement indispensables à la différenciation clinique des phénomènes délirants que nous décrivions, et, si nos examens psychiques semblent parfois incomplets, c'est que nous pensions, au début de ce travail, ne devoir jamais trop nous méfier à la fois de l'extrême suggestibilité des paralytiques, et des duperies de notre propre imagination.

CHAPITRE IV

DÉLIRES D'IMAGINATION
A PRÉDOMINANCE DE TROUBLES AFFECTIFS

Les délires d'imagination dominés par un état affectif de tristesse ou de joie morbides constituent la première classe et la plus nombreuse des délires paralytiques. Ils coïncident presque toujours avec le début de la paralysie générale. On peut les subdiviser en trois variétés secondaires, selon qu'ils sont en rapport avec un état expansif, un état dépressif ou des états circulaires maniaco-dépressifs. Mais nous verrons que seuls les délires expansifs doivent être considérés comme exclusivement imaginatifs, les délires dépressifs se basant toujours en partie sur des hallucinations ou des troubles cénesthésiques.

Nous croyons pouvoir rattacher à ce premier groupe les délires paralytiques dus à l'exagération de tendances fabulatrices antérieures, et que nous appellerons, pour cette raison, délires mythomaniaques. Cette forme délirante nous a d'ailleurs paru très rare dans la paralysie générale, et nous en renvoyons l'étude à la fin du présent chapitre.

Nous présenterons en quatre paragraphes successifs :

Des délires expansifs ;

Des délires dépressifs ;

Des délires circulaires ou tantôt expansifs et tantôt dépressifs ;

Enfin des délires mythomaniaques.

§ 1. — Délires expansifs (type des délires paralytiques d'imagination.)

De même qu'il est classique de dire que la plupart des délires paralytiques revêtent la forme expansive, nous croyons pouvoir affirmer que presque tous les délires expansifs de paralytiques généraux sont des délires d'imagination.

Il nous a semblé relativement facile de montrer dans ce premier groupe le passage de l'état normal au délire de plus en plus accusé, en étudiant successivement des états d'exaltation imaginative sans confusion mentale ni troubles de la personnalité, et des états de délire véritable avec désorientation et altération complète du moi.

A la base de presque tous ces délires, il faut avant tout signaler l'excitation intellectuelle, qui est un des éléments principaux du syndrome de dynamie fonctionnelle décrit par Régis au début de nombreux cas de paralysie générale (134). La loi de l'excitation préparalytique concerne aussi bien les fonctions psychiques que les activités organiques, et chacun sait combien les premières manifestations de la paralysie générale peuvent sembler paradoxales, bienfaisantes et fécondes. « On a vu des malades, écrit Falret (48), dans ces conditions de suractivité pathologique, inventer des procédés nouveaux, des combinaisons nouvelles, se faire remarquer en un mot dans la direction spéciale à laquelle ils ont consacré leurs efforts par des inventions et des ressources d'esprit dont ils n'étaient pas capables avant leur maladie. »

A cette excitation intellectuelle correspond généralement une exaltation émotive parallèle, un état de bien-être et d'euphorie inaccoutumés, et G. de Nerval montre bien le parallélisme de ces deux modes d'activité psychique lorsqu'il écrit, au cours d'une rémission : « L'imagination m'apportait des délices infinies (116) ! »

Il existe en effet chez ces malades, selon l'heureuse formule de notre maître le Dr Roger-Mignot, « une exaltation de l'imagination créatrice » qui constitue le point de départ des délires d'imagination que nous allons maintenant décrire.

Ce n'est généralement qu'après l'éclosion de ces derniers que les paralytiques généraux arrivent à l'asile. Et, dès ce moment, nous pouvons observer chez eux toutes les formes de passage entre l'exaltation imaginative simple et les idées incohérentes, absurdes et contradictoires qu'on leur attribue d'habitude.

A. — *Projets délirants sans troubles confusionnels ni troubles de la personnalité*

En général l'exaltation imaginative pousse rapidement le malade à formuler des projets véritablement délirants, et c'est là fréquemment la première étape des délires d'imagination qui, au début, portent exclusivement sur l'avenir et ne s'accompagnent ni de troubles confusionnels ni de troubles de la personnalité. On pourrait, avec Falret, rapprocher ces états de la manie (48), mais il convient de noter que les conceptions des maniaques restent presque toujours dans les limites de la vraisemblance, contrairement aux idées ou projets délirants des paralytiques toujours irréalisables, puérils, fantastiques ou absurdes[1]. Régis a de plus opposé l'état d'euphorie et de suggestibilité prédominant des paralytiques à l'irritabilité et à l'hostilité ordinaires des maniaques.

Les observations I et II vont nous servir à illustrer ces quelques considérations.

---

1. Toutefois, Antheaume et Trepsat viennent de publier (*Enc.*, 10 sept. 1912) l'intéressante observation d'une malade déséquilibrée, mythomane constitutionnelle, qui a présenté, au cours d'accès maniaques survenus à la ménopause, un délire imaginatif systématisé, où les idées de grandeur et d'aventures ne le cèdent en rien, comme invraisemblance et puérilité fantastique, aux délires de nos paralytiques généraux.

OBSERVATION I (Résumée)

Exaltation affective et intellectuelle : écrits, projets, dessins, caractéristiques d'une imagination puérile fantastique et délirante.

C..., quarante ans, blanchisseur, entre à Saint-Maurice le 28 mars 1908 pour « agitation motrice, loquacité, projets nombreux et grandioses avec troubles paréto-ataxiques symptomatiques de paralysie générale. »

Rien de familial.

Syphilis à l'âge de vingt-cinq ans, bien soignée par les meilleurs syphiligraphes.

Non buveur, aurait toujours été de caractère pondéré, peu imaginatif, sans tendances mythomaniaques.

Début assez brusque, il y a dix jours, par les symptômes signalés ci-dessus (certificat).

A son entrée, le malade ne manifeste ni désorientation, ni amnésie, ni troubles de la personnalité, mais on note une absence presque complète des facultés syllogistiques supérieures (attention volontaire, jugement et raisonnement).

C... est euphorique et satisfait, et il fait preuve d'une exaltation imaginative intense que traduisent ses écrits, ses dessins et ses projets.

Voici ce qu'il griffonne rapidement sur la fiche de renseignements qu'on le prie de remplir à son arrivée : « Autrefois ma syphilis m'a donné sérieusement à réfléchir, mais grâce à l'expérience de ces messieurs de la Faculté, tout sera bientôt oublié. Il fait un temps superbe aujourd'hui ! Il fait bon vivre ! Les oiseaux gazouillent et le gazon verdit ! On voit avec plaisir la nature s'éveiller !... On est heureux de vivre dans notre grande ville de Paris, unique dans l'univers, par la divinité de ses industries et de ses plaisirs, en un mot l'Idéal !... Ce que je souhaite pour l'univers entier, c'est que la partie belliqueuse des peuples s'apaise tout en restant brave, mais en évitant ces tueries imbéciles qui ne prouvent rien. Il est vrai que c'est un champ d'expérience pour la science, mais il y a assez de misère dans l'humanité sans susciter de pareilles abominations. Enfin, messieurs, je termine cette... en espérant que tout ira bien dans le meilleur des mondes, et que le rêve fait par diverses illustrations se réalisera bientôt ! Ici la morale est bonne et parfaite, et une harmonie parfaite règne dans toute la chambrée. »

Cet état d'euphorie inspire à C... des projets grandioses et humanitaires. Il va fonder dans son pays qui est pauvre des usines de toutes sortes, des fabriques de chapeaux, des exploitations agricoles. Les ouvriers gagneront 10 francs par jour, mais il ne s'oublie pas lui-même, et cela lui rapportera des centaines de millions. Il est en pourparlers pour acheter une propriété de 10 millions qui est à vendre, et ne s'inquiète pas de savoir s'il a les fonds nécessaires. Il veut faire le tour du monde, et il ajoute : « Mon cerveau est parfait. Vous en êtes témoin ! Mes réflexions ne sont-elles pas bonnes ? »

Mais le principal intérêt de cette observation existe dans les nombreux dessins que le malade, de culture esthétique plutôt fruste, exécute avec une verve intarissable dès son entrée ici. Tout lui est prétexte à crayonnage ou à peinture parmi ses souvenirs, ses rêves ou même les menus faits quotidiens du service. Beaucoup de ces travaux sont trop vastes ou embrouillés pour qu'il soit facile d'en donner une analyse. Notre maître, le Dr Roger-Mignot, a bien voulu nous permettre de reproduire les dessins ci-contre (fig. 1 et 2 [1]), qui montreront) suffisamment les caractères tout primitifs, puérils et fantastiques des productions plastiques du malade. Nous regrettons de ne pouvoir donner ces images avec leurs teintes crues, dont l'agencement dénote un goût du coloris assez étrange.

Mêmes caractères de puérilité et d'invraisemblance dans les conceptions et projets du malade ci-dessous, chez qui apparaissent aussi des tendances au mensonge ou troubles mythomaniaques.

OBSERVATION II (Résumée)

Exaltation imaginative et affective. — Projets absurdes, puérils. — Mythomanie

H..., officier, entre à Saint-Maurice le 20 octobre 1906. Autrefois excellent officier, estimé de ses camarades et de ses chefs. Depuis un an, plus actif, mais brouillon, volontiers

(1) Voir à la page suivante.

Les initiales et les dates de nos observations sont conventionnelles et ne correspondent pas à la réalité.

« blagueur », se pique d'originalité, a voulu épouser une ancienne maîtresse qui l'avait autrefois quitté en le volant.

L'examen somatique démontre surabondamment qu'il est paralytique général, et jusqu'à l'apparition des crises épileptiformes (qui amenèrent sa mort en une quinzaine de jours) il a présenté le même état d'excitation maniaque avec exaltation affective, intellectuelle et motrice, que traduisent nettement les nombreux écrits qu'il a laissés.

H... veut donner des conférences sur « l'emploi gradué de la poésie et de la musique pour la guérison des aliénés avec accompagnement d'électricité », et voici une des nombreuses poésies qu'il destine à cet usage [1] :

O pauvre petit moineau !
Pour toi me voilà sensible !
Mérites-tu ce tombeau ?
Ce cloître est inadmissible,
Je voudrais te délivrer
Et te rendre à ta famille
Que ta mort pourrait navrer,
Va ! retourne à la charmille
Où tu vas la consoler.
Envole-toi au plus vite,
Ils doivent se désoler !
Je vais t'aider dans ta fuite,
Sors vite de Charenton !
Mirontaine ! Mironton !!...

Conseillant un jour sa femme dans le choix d'une bonne, il lui écrit : « Puisque les femmes vont être cochers, prends une petite fille à tout faire : elle remplacera quelquefois notre

---

1. Titre : *Le Pauvre petit oiseau qui a été enfermé à Charenton sans avoir rien fait.*

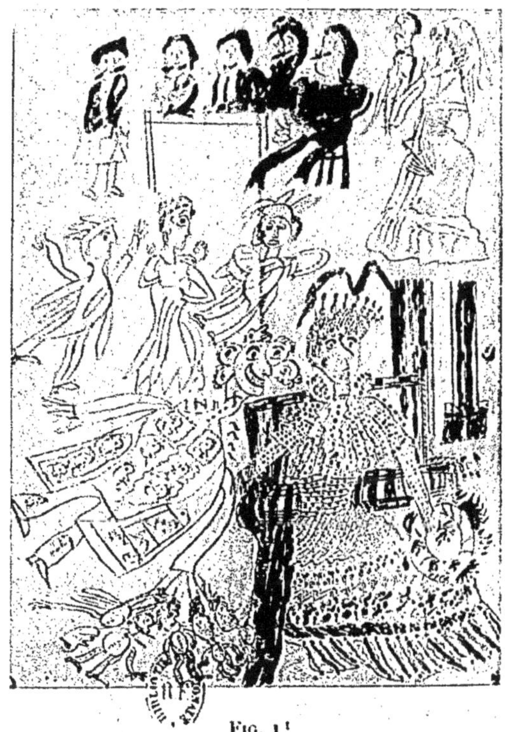

Fig. 1[1]

C..., paralytique général, imagine et représente trois moments de la vie de sa femme :

Au milieu : flirt.

En haut : mariage.

En bas : veuvage et nouveaux flirts.

On remarquera, au bas de ce dessin, le symbolisme étrange de l'Amour aux multiples yeux, qui porte en son corps les victimes qu'il dévora, et tient dans sa main gauche, comme des pantins, les nouveaux soupirants de la veuve en demi-deuil.

Les lois des proportions, des ombres et de la perspective sont presque partout appliquées à rebours.

---

1. Cette photo, ainsi que celles des figures 2 et 3, ont été faites en collaboration avec mon collègue et ami, le Dr Frantz Adam, que je remercie bien vivement de son extrême obligeance.

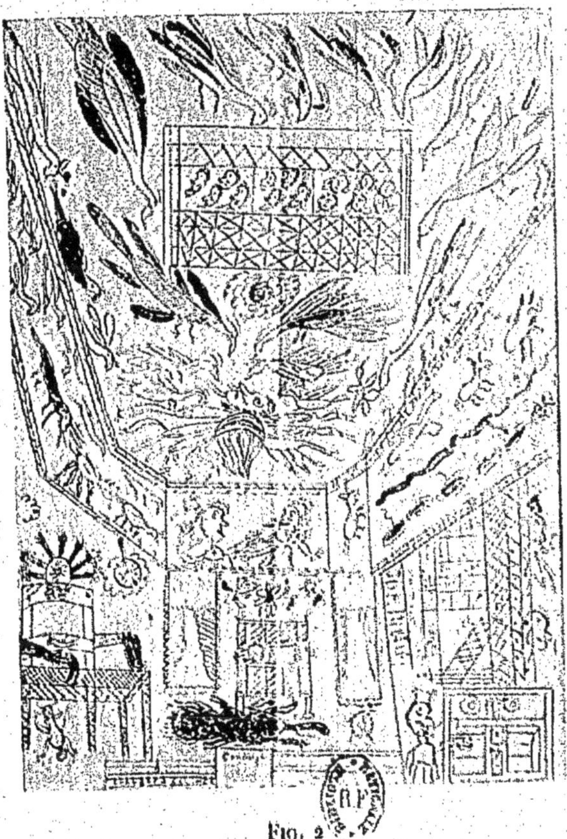

FIG. 2

C..., paralytique général, a voulu dessiner la future décoration de son appartement.

Essais maladroits de perspective.

Le nombre et l'aspect fantastique des animaux figurés fait songer à des visions d'alcoolique.

ordonnance et conduira notre voiture. Tu sais bien que nous ne sommes pas un ménage comme les autres. On s'amuse beaucoup !... » Il ajoute : « Je veux aussi un petit ballon fait par Santos-Dumont. Au lieu d'avoir des poules comme tracteurs,nous aurons des aigles(quatre seulement). On aura une petite nacelle sur un petit ballon inoffensif, un petit moteur pour le cas où les aigles seraient fatiguées ou mal apprises; et l'on se fera traîner par quatre aigles que l'on tiendra avec des rênes. Si les aigles vont trop vite ou dans la mauvaise direction, on leur tirera sur la bouche, comme aux chevaux, ou on tapera dessus à coups de fouet. Si ça ne va pas, on les lâche,et on marche en ballon avec le petit ballon-aéroplane ! Ça, c'est le dernier cri de la tranquillité pour prendre l'air... dans l'air !! On peut aussi avoir un trentaine de petits pigeons-voyageurs, quand on veut aller à Charleville dire bonjour à X... ! Ça fait des petits ! On en mange un de temps en temps, ça ne coûte rien ! Mais c'est moins grand seigneur que les aigles impériales ! »

» Apprends bien tous les sports, surtout le tir au revolver. Nous irons nous exercer au bois le soir, sur les apaches : on rend service et on se fait la main ! Paris est très chic pour ça, mais il faut toujours prendre les devants ! Fais-toi de beaux devants, etc... »

Même puérilité dans les subterfuges que H... imagine pour sortir ou se faire enlever d'ici. Il apporte un jour au médecin-chef un rapport pour le président du Conseil, à qui il expose les circonstances de son internement. Il déclare que ce rapport lui a été demandé par un envoyé du ministre venu pour le visiter. Cet envoyé lui aurait dit que sa femme serait reçue au Ministère le soir à 7 heures, à la sortie de l'atelier. Il y a là tout un mensonge imaginé dans le but de forcer sa femme à faire une démarche au Ministère. Il réclame, en effet, le talon de sa lettre recommandée pour le donner à sa femme et la décider à faire la démarche. Ici, l'imagination n'est plus désintéressée : c'est une forme de mythomanie que le malade manifeste encore, lorsqu'il triche au jeu ou se plaint des plaisanteries qu'on cherche à lu rendre.

L'observation III nous est un exemple de l'évolution fréquente de ces formes d'exaltation imaginative partiellement consciente vers les délires d'imagination avec confusion mentale et troubles de la personnalité, qui constituent le deuxième groupe des délires paralytiques expansifs.

OBSERVATION III (personnelle, résumée)

Exaltation imaginative et affective avec conscience, aboutissant à un état de confusion mentale. — Projets délirants suivis d'idées délirantes de grandeur, de puissance et de richesse.

G..., quarante-deux ans, parfumeur, entre à Saint-Maurice le 1er juin 1912 pour « paralysie générale, avec symptômes tabétiformes et excitation maniaque ».

Syphilis à vingt ans ; une cicatrice de gomme à la jambe gauche.

Antécédents familiaux et personnels. — Sans intérêt névropathique ou psychiatrique.

A son entrée, le malade présente un état de vive exaltation psychique avec conscience. Il occupe son temps à parler, gesticuler,et surtout à rédiger des écrits diffus et embrouillés où nous avons retrouvé quelques passages dignes d'être retenus au point de vue qui nous occupe.

Parfaitement orienté dans le temps et dans l'espace, G..., très expansif et euphorique, raconte qu'il s'est produit en lui depuis quelque temps un changement extraordinaire et tout à fait heureux. S'il n'a pas plus qu'autrefois la mémoire des noms propres et des chiffres, il retrouve mieux ses souvenirs littéraires philosophiques et scientifiques. Les idées lui viennent en foule, il se sent capable de grandes œuvres et d'inventions surprenantes,et les écrits qu'il rédige sont pour faire part de ses nombreuses idées aux autres savants. « Maintenant, dit-il, quand il me vient des idées, je causerais pendant dix ans. Je vous en suggérerai tant que vous regarderez s'il n'y a pas des ailes à mon dos !... Mais je m'arrête !... Je n'en puis plus !... Mes idées débordent ma cervelle !... Les médecins ont reconnu en moi un homme ayant des connaissances multiples !... Je suis capable de faire un livre de 200 pages par jour. Donnez-moi un mot et je vous dicterai des pages !... »

Ses associations sont rapides,mais désordonnées, automatiques, sans lien logique. On remarque des oublis, des coq-à-l'âne, des calembours, de la fuite des idées.

Cette excitation intellectuelle s'accompagne d'une hyperémotivité et d'une hypermnésie remarquables.Le malade,par ses gestes et ses attitudes, vit littéralement les récits qu'il nous fait, ou les scènes qu'il évoque.

D'ailleurs, sa mémoire paraît bien conservée, et il fait preuve d'une remarquable faculté d'imitation.

Bientôt cette exaltation imaginative amène à la conscience du malade des combinaisons absurdes et irréelles, auxquelles G... attache immédiatement sa croyance : il exprime alors des idées de richesse, s'attribue des millions, fait des projets extravagants comme de jouer avec Sarah Bernhardt les premiers rôles de Rostand, de fonder un « Grand Théâtre international », place de la Nation, des instituts destinés au traitement de la syphilis par le sérum du Dr Quéry, enfin de succéder au Président de la République qu'il connaît tout à fait bien, puisqu'il l'appelle « bon papa ».

Bien qu'il se sente un peu malade physiquement, il se défend de toute possibilité de rêverie, d'hallucination ou d'intervention extérieure quelconque dans l'origine des idées qu'il nous expose et qui sont des intuitions bien à lui. Toutefois, ses représentations mentales ont une telle force d'objectivation, qu'il dessine souvent les scènes dont il parle à côté des récits écrits qu'il en fait.

Dans ces derniers temps, le malade devenu confus et très difficile à interroger, nous parle de visions au cours desquelles il revoit son père et sa femme. La phrase suivante, recueillie tout récemment, montre bien les progrès de son délire : « Je suis encore au ventre de ma mère ; je ne naîtrai que dans trois jours. »

B. — *Délires expansifs avec confusion mentale et troubles de la personnalité*

Ce groupe représente un degré de plus dans l'intensité du délire d'imagination et dans l'affaiblissement intellectuel.

Les deux observations suivantes concernent des délires imaginatifs survenus par bouffées ou périodes assez courtes, chez des malades dont l'un, après deux rémissions, a succombé dans un état d'agitation confusionnelle.

Nous relatons longuement l'observation IV du malade G..., que nous avons pu observer depuis le début de sa maladie, parce qu'en dépit de sa confusion, nous avons plusieurs fois obtenu de lui des explications très significatives sur l'origine intuitive de ses idées délirantes.

OBSERVATION IV (Personnelle)

Deux bouffées délirantes de mécanisme imaginatif séparées par une période de rémission totale. — Coexistence du délire avec euphorie, excitation génitale et hypermnésie. — Le deuxième accès délirant aboutit à un état d'agitation confusionnelle suivie de mort.

G..., âgé de quarante et un ans, marchand de vins, entre pour la première fois à Charenton le 22 juillet 1911. Il vient de passer un mois à la maison de santé de Picpus où l'on a fait le diagnostic « d'affaiblissement intellectuel, symptomatique de méningo-encéphalite diffuse ».

Le malade est spécifique depuis l'âge de trente ans, et a contaminé sa femme. Soigné par des piqûres; n'a pas eu d'autre accident syphilitique que le chancre primaire.

Trois enfants venus à terme, vivants et bien portants. Sa femme n'a pas eu de fausse couche.

Marchand de vins, G.. nie tout excès alcoolique, mais il accuse des pituites matinales et du tremblement des extrémités, signes suffisants d'intoxication. Sa femme raconte que depuis le mois de février 1911, il manifeste une excitation sexuelle anormale, court après les femmes dans la rue, fréquente les maisons publiques, pince les petites filles qu'il rencontre. Il a tenté d'étrangler sa femme qui ne voulait pas se prêter à des actes contre nature. Généralement euphorique et optimiste, il fait des achats inconsidérés, dépense au-dessus de ses ressources; il aurait même commis des actes délictueux tels que vols à l'étalage et exhibitions.

Un premier internement à Picpus calme assez vite l'excitation de G..., qui peut reprendre son travail durant un mois. Mais il retombe en juin 1911 dans un état d'agitation confusionnelle, qui ne subit pas de modification notable jusqu'au moment de son entrée ici.

22 juillet 1911. — L'examen somatique de G... révèle un léger tremblement de la langue et de la parole aux mots d'épreuve difficiles, une certaine hésitation dans la démarche, l'abolition des réflexes rotuliens, une paresse très nette dans les réactions des pupilles d'ailleurs inégales; de plus, la ponction lombaire montre l'hyperlymphocytose

du liquide céphalo-rachidien. Toutefois l'état général semble excellent, et l'on ne note aucun trouble organique appréciable.

Au point de vue psychique, on est d'abord frappé de l'exaltation émotive sexuelle et imaginative du malade. G..., la main tendue, et, aux lèvres, un sourire plein de suffisance, aborde infirmiers et malades pour leur raconter ses prouesses génitales : il a les plus belles maîtresses du monde et il lui faut au moins chaque jour quarante rapports sexuels : « Après tout, dit-il, cela ne fait que deux fois par heure !... et pas même ! » Il est d'ailleurs aussi riche que puissant. Il a gagné, voici quelques jours, un lot de 1 million avec un simple billet de 1 franc. Il s'est aussitôt fait construire une auto longue de 30 mètres avec cabinet de travail, salon et salle de bain ; il y mettra ses « poules » pour aller en Amérique, tandis que sa « légitime » tiendra la maison.

Cette absence du sens moral et cette puérilité dans les projets montrent déjà l'affaiblissement intellectuel du malade. Il est d'ailleurs assez désorienté, croit être ici pour signer des pièces, et ne s'affecte aucunement de trouver les portes fermées. L'attention est excitable, mais peu stable. La mémoire semble bien conservée, et le malade exécute assez rapidement, mais avec quelques erreurs, le problème et la multiplication qu'on lui soumet. Son émotivité s'exalte quand on lui parle de ses enfants ; il semble garder une vague rancune contre sa femme parce qu'elle l'a fait interner.

Cet état d'exaltation psychique délirante avec confusion persiste trois mois environ, tout en s'atténuant progressivement ; si bien qu'en novembre 1911, les troubles mentaux du malade entrent nettement dans une phase de *rémission* presque totale : l'attention est normale, la mémoire intacte, le malade exécute sans erreur les problèmes qu'on lui pose, toutefois l'émotivité est encore très instable et trop facilement excitable. De plus, l'euphorie physique et morale dont G... fait preuve manifeste la faiblesse de son jugement. Le malade explique son délire en disant que c'était une plaisanterie ; qu'il voulait, comme les autres, parler de milliards ; mais quelle que soit l'ambiguïté de cette réponse peu sincère, il semble que G... formulait ses idées délirantes à mesure qu'elles germaient dans son esprit, spontanément, automatiquement, et non par un raisonnement déductif basé sur des hallucinations ou des illusions sensorielles.

Cette rémission est assez stable pour rendre le malade à sa famille et à ses occupations pendant un mois.

5 février 1912. — G... se fait interner d'office pour avoir pris un fiacre sans argent pour le payer. Depuis plusieurs jours d'ailleurs, il désertait son travail, se livrant chez les « bistros » à des dépenses exagérées.

Le malade se montre encore euphorique, inconscient de son état, érotique et délirant.

Le délire est, cette fois, plus actif, plus franchement mégalomaniaque qu'avant la rémission.

G... ne cesse de concevoir quelque nouveau projet, d'imaginer quelque nouveau titre de fortune ou de gloire pour lui ou pour son entourage envers qui il se montre, en général, fort bienveillant. Il propose à tout venant d'être son associé dans la vente des machines automatiques : il va gagner 5.000 francs par jour et pourra distribuer de l'argent aux pauvres, acheter une 50 HP, obtenir la Légion d'honneur et se faire nommer député. D'ailleurs, il est riche à millions, étant commerçant dans l'âme, et veut acquérir le château de Chambord avec 1.000 kilomètres et plus de forêts pour la chasse. Bientôt même il se dit roi de France, fils de la Comète. Il va créer un ordre de la Grande Comète dont nous serons tous officiers ou chevaliers. Il n'a ni voix, ni visions, mais il lui arrive des choses extraordinaires : il a de véritables inspirations, *des intuitions* répète-t-il souvent, et cette phrase différencie nettement son délire des hallucinations ou interprétations. Quelquefois ses combinaisons d'images prennent un caractère horriblement fantastique et macabre : il dit un jour à sa femme qu'il ne vieillira pas ; à soixante ans, il se coupera la tête et coudra celle de son fils à la place ; il remplacera de même la tête de sa femme par celle de sa fille.

Cette exaltation imaginative se retrouve encore dans la vivacité des souvenirs qu'évoque G... ; il mime avec une ardeur toute juvénile et dramatique les récits qu'il nous faits sur son enfance et sa jeunesse. Cette agitation motrice devient chaque jour plus dominante et incoercible, et le malade tombe peu à peu dans un état de confusion profonde avec délire aigu. L'état général et somatique s'aggrave. G... devient aphone, fait de la rétention d'urine. Il meurt de collapsus le 30 août 1912.

L'autopsie n'a pu être pratiquée, mais, telle quelle, cette observation nous semble précieuse et significative, puisque nous y trouvons, exposés par le malade lui-même, l'origine et le mécanisme psychologique de ses idées délirantes, pures de toute hallucination et de toute interprétation.

Le délire du malade que nous allons décrire nous a frappé, non seulement par son caractère imaginatif, mais aussi par la brusquerie de son début, la courte durée de son évolution et la réintégration complète du fonds intellectuel dans la période de rémission qui l'a suivi ; et cela, malgré l'incohérence et la puérilité du délire, malgré surtout les signes d'affaiblissement psychique très marqués que l'on avait notés avant son éclosion.

OBSERVATION V (Personnelle)

Courte bouffée délirante imaginative mégalomaniaque précédée par une période confusionnelle et suivie d'une rémission rapide et durable.

M..., quarante-quatre ans, inspecteur des chemins de fer, entre à Saint-Maurice le 1er décembre 1911, à la suite d'une fugue de huit jours.

Syphilis à vingt-cinq ans, bien soignée.

On lui a fait, il y a quelques mois, trois injections intraveineuses de 606, qui auraient provoqué des crises nerveuses convulsives (?).

Caractère sérieux et froid ; peu imaginatif.

En dehors des troubles somatiques de méningo-encéphalite et de tabes, on observe chez le malade une amnésie très marquée : il ne peut plus localiser ni décrire sa fugue qui l'a pourtant beaucoup inquiété. Il se montre orienté dans le temps et l'espace, mais n'est plus capable de faire une multiplication. Le malade ne parle jamais spontanément, et n'exprime dans les premiers jours aucune idée délirante.

Quinze jours après son entrée, M... présente des alternatives de somnolence et d'excitation; par instants, il s'agite, crie, donne des ordres, veut qu'on traite tous les malades au 606, ordonne que la vie soit gratuite pour tous, ce qui lui permettra de ne rien faire; mais cette excitation cesse bientôt et le malade, devenu gâteux, tombe dans un véritable état de « joie passive ». Jusqu'à la fin de mai 1912, il se montre désorienté, amnésique, absolument inconscient de son état et réalise le tableau clinique d'une démence très avancée.

Au début de juin, M... améliore sa tenue extérieure, devient même coquet. Puis, brusquement, un matin, il aborde le médecin-chef en lui annonçant qu'il n'est plus M..., mais « le prince de Chambord ». *Cela lui est venu tout seul* sans qu'on le lui dise ou qu'on le lui montre : il le sait et ça lui suffit ! Sa femme est la merveilleuse comtesse de Chambord, et il se montre vexé qu'on lui parle de Mme M... Il demande à être conduit dans sa chambre en diamants pour nous donner six montres en diamants qui n'ont jamais besoin d'être remontées. Il est l'homme le plus riche et le plus puissant du monde; médecin et aviateur, il nous fait part de ses découvertes. Il emploie le baume oriental pour engraisser les maigres, et le « trémoigne » pour amaigrir les gras. Son aéroplane en diamant fluide mesure 1 kilomètre dans chaque sens et lui permet d'aller aux étoiles. Il y a dans les étoiles de nombreux enfants qu'il a faits en trois mois. Son esprit est toujours en train de faire des miracles. Il se croit éternel parce qu'il a 50 degrés de température.

Ces idées de grandeur, de richesse et de puissance durent quelques jours à peine, et cet accès de délire mégalomaniaque imaginatif sert de prélude à une belle *rémission* des troubles mentaux. A la fin de juin, le malade a repris pleine conscience de son état, se souvient d'avoir déraisonné lorsqu'il se disait « comte de Chambord », rappelle facilement ses anciens souvenirs, fait sans erreur plusieurs épreuves de calcul, et parle avec beaucoup de bon sens de sa situation et de ses projets. Interrogé sur ses idées délirantes, il se défend de toute hallucination et de tout rêve ou cauchemar : cela venait tout seul dans son esprit sans qu'il fût tenté de l'attribuer à une influence extérieure.

Les troubles somatiques (inégalité pupillaire, abolition des réflexes, lymphocytose) n'ont pas subi de modifications. Le malade quitte la maison le 30 juin 1912[1].

L'observation suivante nous montrera un délire expansif plus durable, qui, loin d'aboutir à une rémission, s'évanouit à la période démentielle terminale de l'affection.

D'autres se continuent sous la forme de délires de fabulation ou d'association que nous décrirons plus loin, et si l'on considère leur évolution et leur manifestation extérieure moins bruyante en général que celle des cas précédents, on pourrait les opposer, sous le nom de délires imaginatifs chroniques, aux délires épisodiques ou confusionnels que nous venons de décrire.

Le délire du malade de l'observation VI va retenir assez longuement notre attention, parce que c'est le seul en qui nous ayons trouvé de réelles tendances vers la systématisation, sans doute en rapport avec la marche lente de l'affaiblissement intellectuel.

---

1. M... est entré de nouveau à Charenton fin septembre 1912, en état de dépression confusionnelle sans délire.

OBSERVATION VI

(Due à l'obligeance de M. le Dr Roger-Mignot)

Délire expansif mégalomaniaque de réformateur, systématisé, de contenu politique et sociologique, de mécanisme imaginatif, consécutif à un état de confusion mentale, et terminé par une phase de dépression puis d'inertie psychique avec troubles polynévritiques et amyotrophiques.

D..., trente-trois ans, brigadier maréchal-ferrant, entre à la maison de Charenton le 13 juillet 1906 avec le certificat suivant : « D... est atteint de paralysie générale caractérisée par du délire des grandeurs avec troubles prononcés de la parole, du tremblement et des altérations des réflexes pupillaires. Accès fréquent de colère. Malade dangereux. »

Rien de particulier dans les antécédents familiaux du malade.

D..., très précocement développé, vécut une jeunesse aventureuse et dissipée en « joyeux compagnon du tour de France » ; et le « chancre mou » qu'il eut, dit-il, à dix-huit ans, était sans doute spécifique. Serait tout à fait sobre et rangé depuis son entrée au service militaire. Bien noté de ses chefs.

Il y a plusieurs mois qu'en avait remarqué chez lui des troubles de la parole ; mais c'est depuis quelques jours seulement qu'il émettait des idées de grandeur, faisait des projets absurdes, et se livrait à de violentes colères.

Il parlait de fonder un cercle militaire colossal subventionné par sa marraine, une comtesse riche à 500 millions. Il prétendait avoir déjà reçu 150 millions. L'ouverture du cercle serait l'occasion d'une promotion aux grades de maréchal ou général de tous les officiers qu'il connaissait.

D... demandait pour lui-même l'uniforme de Napoléon, et il avait considéré la visite que lui fit à l'hôpital le médecin de son régiment comme une notification officielle de sa promotion. Parce qu'on l'empêchait d'aller à l'Élysée, il brisait tout et menaçait les infirmiers de les faire fusiller.

A son entrée ici, le malade se trouve dans un état de confusion mentale et d'agitation motrice tel, qu'il est impossible de procéder à un examen méthodique. On se borne à constater des troubles somatiques : inégalité pupillaire, signe d'Argyll, embarras de la parole, lymphocytose rachidienne, symptomatiques de paralysie générale. Les urines ne contiennent ni albumine ni sucre ; le malade s'alimente assez bien ; il pèse 68 kilos.

Après une semaine environ, D..., sort peu à peu de son accès confusionnel, s'oriente dans le temps et dans l'espace, remarque les troubles nerveux et mentaux des malades qui l'entourent, et commence à adresser des lettres de réclamation au médecin, à sa famille, à ses chefs, à Me. Henri Robert qu'il choisit pour avocat.

Interrogé à ce moment, le malade exprime des idées de grandeur, de force et de richesse. De plus, il se livre à un véritable accès de graphomanie ; et, l'on pourrait, d'après ses écrits, reconstituer presque entièrement son observation psychologique.

Troubles affectifs : expansivité, euphorie. — En dépit des quelques réclamations et idées de persécution qu'il formule,

D... manifeste, en général, une affectivité de cachet nettement expansif et euphorique. Il adresse aux médecins une liste des titres et récompenses obtenus par lui dans divers concours. Il se félicite, à tout instant, « d'être nourri comme un roi, avec trois bols de café au lait chaque matin, des viandes grasses et saignantes »; on l'a fait revenir à dix-huit ans; il fait au billard 100 points à l'heure; il est riche à millions et projette de grandes combinaisons financières; il veut acheter les Compagnies de l'Ouest et du Midi; il est plus fort que le monde entier, sauve le monde; par lui, nous serons tous millionnaires; il s'intitule Napoléon II et termine quelques lettres par cette formule d'une prétentieuse obséquiosité : « Votre agréable serviteur. » Il écrit à sa femme et à ses enfants des lettres pleines de tendresse. Il se montre, en général, bienveillant et poli vis-à-vis des médecins ou des personnages à qui il réclame sa liberté.

Troubles intellectuels. — Sur ce fonds d'affectivité expansive, se manifestent des troubles intellectuels qu'on peut ranger sous deux chefs : exaltation de la mémoire et de l'imagination d'une part; inhibition de l'autocritique et du jugement d'autre part.

Mémoire. — Hypermnésie. — Sa mémoire est remarquablement conservée, du moins en ce qui concerne les faits anciens. Dans son écrit qu'il intitule : *la Vie d'un homme de science et de vertu reconnue jusqu'à l'âge de trente-trois ans*, D... rapporte, avec force précision et non sans suffisance, des faits parfois très insignifiants de sa vie passée. Il fournit encore une preuve de son excellente mémoire en établissant, avec tous les détails techniques, la nomenclature des cinquante variétés de fers ordinaires, exceptionnels et pathologiques qu'il sait forger. Il s'amuse à transcrire de mémoire plusieurs des couplets ou refrains populaires qu'il chantait autrefois. Enfin, le nombre et la précision des dates et renseignements qu'il donne sur les membres de sa famille et sur lui-même, indique une hypermnésie sans doute pathologique.

Imagination. — Fabulation. — Cette hypertrophie de la mémoire coexiste avec une intense exaltation imaginative, cause de fabulation dans les récits du malade, et créatrice d'un délire expansif véritablement curieux.

Il est facile de voir que le malade déforme, le plus souvent par vanité, un certain nombre des faits qu'il rapporte ; il écrit par exemple : « A cinq ans, je connaissais les quatre règles, le globe terrestre et le Dictionnaire Larousse ; à douze ans, je ferrais tous les chevaux de la forge de mon père ; je fus le seul d'entre mes camarades d'école à obtenir un certificat d'études signé par le maire. » Il fabule encore, vraisemblablement avec intention, lorsqu'il écrit au médecin dans une lettre, correcte d'ailleurs : « J'ai soixante-dix-neuf ans et voudrais aller mourir chez nous. » Mais, en dehors de cette fabulation, qu'il faut sans doute rattacher à une certaine mythomanie constitutionnelle, D... exprime en une série d'écrits et de dessins de nombreuses idées délirantes qui, d'abord confuses et assez contradictoires, finissent par se grouper en un véritable délire systématisé mégalomaniaque de mécanisme imaginatif et de contenu géographique et sociologique.

Délire systématisé. — Ce n'est pas une des moindres curiosités de ce délire que nous puissions laisser à son auteur le soin de l'exposer presque en entier, nous bornant à classer

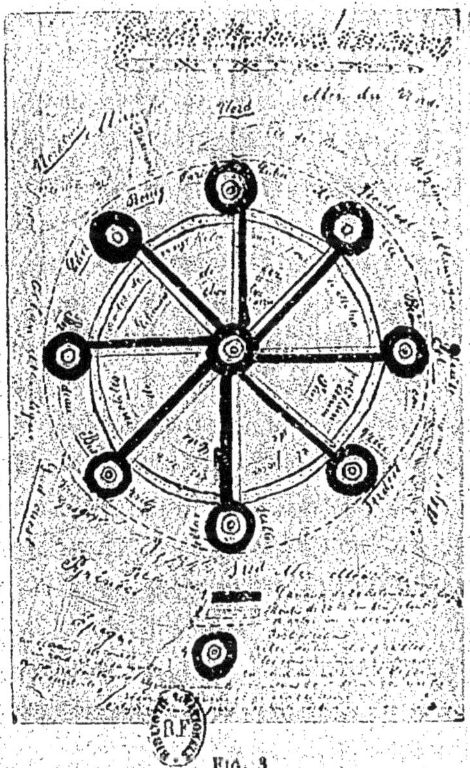

Fig. 3

Reproduction photographique d'un schéma de la « Gaule Moderne » dessiné par D...

d'une façon logique les passages caractéristiques que nous allons citer :

D... qui se dit et signe Napoléon II, a entrepris de réformer la France et de faire la *Gaule moderne.* Dans ce but, voici, dit-il, les réformes à accomplir :

Géographie. Limites et frontières. — « Il faut que la Gaule moderne soit désormais plate et ronde comme une mappemonde ou une table ronde. Pour cela, il faut laisser en dehors des fortifications : les Pyrénées, la Méditerranée, es Alpes, les fortifications de l'Est avec Belfort, la pointe de Picardie, l'embouchure de la Seine, la Manche et la Bretagne. On lâchera les mers entre ces régions et les nouvelles fortifications qu'on élèvera avec tous les vieux chênes âgés de six cents ans. On pratiquera des voûtes sous les fortifications. Il sera facile d'aplatir la Gaule, en faisant sauter le Massif central à la mélinite, et l'on aura ensuite des terres qu'on pourra labourer à 25 ou 50 mètres de profondeur avec des charrues automobiles d'au moins 500.000 francs.

Villes et constructions. — « Sur cette Gaule, on construira neuf villes rondes avec des fondations de 400 mètres de profondeur et de 1.000 mètres de hauteur, comprenant ascenseur, eau, gaz, électricité et toutes les douceurs. Par les ascenseurs, on pourra monter jusqu'à la lune [« Bonsoir, madame la lune, bonsoir ! »]. Il y aura une ville centrale (Moulins-sur-Allier), et huit villes périphériques disposées en rond, et situées à égale distance les unes des autres et de la ville centrale. Chaque ville périphérique sera reliée à la ville centrale par une route et un canal de 20 kilomètres de large (V. photo du schéma, fig. 3). Les villes périphériques seront reliées entre elles par le métropolitain. Il n'y aura plus de compagnies de chemins de fer ; on les vendra aux Japonais. Chacune des neuf villes sera une capitale et aura un Président de la République. Le Président sera logé au centre de la ville ou Élysée, où se trouveront aussi les membres du gouvernement, les réserves de guerre et de ravitaillement, la banque et la cathédrale. La République personnifiée, mariée avec le président, assistera à toutes les cérémonies et fera des discours comme son mari. Autour de l'Élysée sera un grand parc peuplé d'arbres, d'animaux exotiques et de constructions, comme est aujourd'hui le Jardin d'Acclimatation. Il n'y aura qu'un champ de courses pour chaque ville ; on construira les maisons en rond, toutes d'égale hauteur, mais au goût des ingénieurs pour le style, avec des fondations d'au moins 200 à 400 mètres. (Je laisse cela aux ingénieurs et architectes, à condition qu'il y ait toujours eau, gez, électricité, ascenseurs, soupiraux et plafonds hygiéniques, et un calorifère par maison.)

« Autour de chaque ville, on verra des fortifications en chêne avec voûtes, puis 10 kilomètres de mer. Les villes seront couvertes à la manière d'un parapluie que vous ouvrez quand il pleut, par des moyens que fourniront la science et l'industrie ; on aura un immense treuil qui montera les couvre-joints en tôle galvanisée et mettra le toit à clair pour que le soleil puisse éclairer les villes. Sur tous les édifices de l'État gaulois, il y aura les épitaphes suivantes : « Humanité, Moralité, Liberté, Égalité, Fraternité. »

Religion. — « Il y aura dans chaque ville une cathédrale unique et monstre : on y apercevra le Soleil qui remplacera Dieu et se mirera dans le tabernacle ; Adam et Ève qui ont mangé la pomme défendue, la Sainte Vierge qui sera ma belle-mère, Jésus-Christ, son fils, qui aura trente-trois ans et prononcera un discours en gaulois avec son auréole ; les anges, les saints mâles et femelles viendront avec des ailes près de vous.

« Il y aura dans chaque ville un cardinal, vingt archevêques, dix évêques et les prêtres et abbés nécessaires. Le pape sera Gaulois, et habitera notre département du centre. Il donnera des ordres infaillibles pour que les messes soient dites en gaulois ou plutôt en français, parce que je ne change rien au parler français qui dérive de la Gaule. Je fais nommer pape mon filleul Louis Ier qui prend la soutane au mois d'octobre et a peur d'aller faire deux ans. Pourquoi donc au xxe siècle a-t-on besoin d'un pape romain et qui nous fait dire la messe en latin ?

Banques et valeurs. — « On ramassera tout l'or et les billets de banque. On moulera des pièces d'or de 1.000, 500, 100, 50, 20 et 10 francs. Ces pièces seront à l'effigie du Président de la République, et au verso sa dame représentera la République. Il y aura une grande banque dans chaque ville, à l'Élysée. L'argent sera fondu pour médailles, médaillons ou objet d'art ; le bronze servira avec nos cloches à faire d'énormes bourdons.

Population. — « On réduira d'un tiers la population gauloise. On conduira dans tous les pays du monde les aveugles, les sourds, les tuberculeux, les hommes et femmes qui auront moins de 1 m. 54, enfin tous les gens ne pouvant prendre du service. Tous les gardes à pied, tous les vétérinaires (qui m'ont torturé), on les enverra porter secours aux Japonais pour conquérir non seulement les Chinois, mais la Sibérie et la Russie.

« La Sibérie sera vaincue par des machines de première force et coulera à la mer chauffée par le soleil.

« On ne laissera en France que de beaux hommes et de belles femmes comme les Gaulois, comme votre serviteur M. D... et mes jeunes enfants E..., sept ans, G..., cinq ans, qui tiennent de race. Tous les étrangers qui n'auront pas au moins 2 m. 50 ne pourront pas pénétrer chez nous; s'ils désirent y entrer, ils ne pourront plus en sortir.

Gouvernement. — « Il n'y aura plus de ministères, mais neuf présidents de la République, pris parmi les députés bien élevés, âgés de trente-cinq ans au maximum, et mesurant au moins 1 m. 80 de taille. On nommera 50 députés et 50 sénateurs choisis parmi les plus grands avocats de trente à quarante-cinq ans, avec une taille minima comme ci-dessus.

« Les architectes et les officiers veilleront sur les feux de la mélinite pour faire sauter le Plateau central. Tous les autres hommes de science seront ingénieurs sous terrassements dans des établissements comme Vichy, où se trouveront des caves et des réservoirs frigorifiques, et où l'on captera des sources d'eaux minérales.

Nouvelles mœurs des messieurs et dames. — « Désormais, la tenue des messieurs et dames sera changée complètement; les messieurs auront une tenue de bicycliste avec petites bottes légères ou souliers lacés. Ils auront une ceinture pour leur maintenir tout l'abdomen, et, comme coiffure, ils seront libres de mettre un chapeau haut de forme ou une casquette système anglais.

« Les dames, elles auront des costumes tailleurs et faux cols avec corset, pour éviter les rhumes, les accidents de matrice et empêcher l'obésité. Elles auront une culotte avec braguette, se boutonnant comme leur mari. Elles auront d'élégants souliers lacés très haut et enveloppant complètement le mollet.

« Pour désigner les organes sexuels, on ne dira plus de gros mots comme aujourd'hui. On les nommera désormais : le paradis sur terre réciproque... ». Suit une description assez réaliste et sans grand caractère imaginatif de certaines pratiques sexuelles.

C'est par des considérations érotiques que D... termine la plupart de ses manifestes. Il faut pourtant noter que ceux-ci ne sont pas toujours conçus et ordonnés comme ci-dessus. D'ailleurs, pris à part, aucun d'eux n'est complet. D...oublie ou néglige chaque fois plusieurs chapitres de son programme. Par endroits, l'écriture est plus tremblée, les idées plus confuses, les associations plus étranges. Un jour, D... multiplie les détails sur une partie de son œuvre, et néglige le reste ; un autre jour, il apporte sur le même sujet des idées nouvelles assez différentes de celles qu'il a déjà émises. C'est ainsi que dans un de ses tableaux, les neuf villes gauloises sont devenues neuf départements, avec des chef-lieux dont les noms sont empruntés à l'histoire politique et médicale. Exemple : Lutèce Paris, chef-lieu : Antheaume-Mignot.

Notons qu'il néglige totalement l'organisation militaire, et se contente d'adresser quelques menaces puériles à « ce cochon de Guillaume qu'il faudrait passer à tabac s'il rouspète », et au tsar « assassin de toutes les Russies ».

Les caractères de puérilité, d'extravagance et de contradiction de ce délire montrent assez l'insuffisance de l'autocritique et du jugement chez notre malade.

On ne relève chez D... ni hallucination, ni véritable interprétation délirante en dehors de l'accès confusionnel initial. Ses conceptions plus ou moins imagées semblent naître spontanément en son esprit, et se dérouler suivant un automatisme assez rapide, car le malade oublie souvent d'écrire des mots ou des lambeaux de phrase, et ne songe presque jamais à se relire.

Cet état délirant se prolonge pendant cinq à six mois jusqu'au début de 1907. (En octobre 1906, D... présente une paralysie transitoire du deltoïde du côté gauche). Examiné le 7 février 1907, le malade n'a plus de délire ; il est calme ; sa tenue est des plus correctes. On est surtout frappé de sa *tristesse*, mais il en donne des raisons si légitimes qu'on ne peut la qualifier de pathologique. Il se sent perdu, amoindri, se préoccupe d'un tremblement en effet très marqué, souffre de voir sa femme obligée de subvenir aux besoins de sa famille, et se reproche enfin d'avoir contracté la syphilis. Par instants, en parlant de sa situation, il se met à pleurer ; seul, le souvenir de sa femme et de ses enfants lui procure quelque joie. Il se souvient fort bien des troubles qu'il présentait à son arrivée et de son agitation en particulier.

On le considère à ce moment comme en rémission au point de vue mental.

Physiquement, le tremblement, l'embarras de la parole, l'inégalité pupillaire s'exagèrent.

12 avril 1907. — On note des idées de négation ; le malade dit qu'il n'a ni dents, ni bouche. Les muscles des lèvres sont parésiés, et D... salive abondamment.

18 avril. — Le malade a une crise épileptiforme qui ne modifie en rien son état mental. Peu à peu, toutefois, la dépression s'accentue, le malade s'accuse d'être un méchant homme.

Juillet 1907. — Il manifeste une émotivité puérile et exagérée, se montrant particulièrement jaloux des autres malades et disant : « On ne s'occupe pas de moi. » Des idées d'accroissement du corps alternent avec des idées de négation.

La démence s'installe et progresse ; les troubles somatiques se multiplient. On observe la paralysie et l'atrophie progressives des muscles dentelés, la paralysie et la contracture des muscles des membres ; et le malade succombe le 28 avril 1908 dans le marasme et la cachexie.

Autopsie. — Trente heures après la mort : cerveau petit, poids au-dessous de la normale :

H. D. = 510 gr.

H. G. = 525 gr.

Bulbe et cervelet = 170 gr.

Les méninges sont épaissies et adhérentes autour de l'encéphale et de la moelle.

Les lobes frontaux sont nettement atrophiés et anémiés, surtout du côté droit.

Les coupes microscopiques ne décèlent rien de particulier.

En résumé, un délire systématisé d'imagination de teinte mégalo-maniaque, de contenu géographique et sociologique, survient chez un paralytique général après un accès confusionnel, évolue parallèlement à la phase expansive ou maniaque de l'affection, et disparaît totalement au début de la phase dépressive, démentielle et cachectique terminale. A sa phase de plein épanouissement, il est pur de toute hallucination et de toute interprétation délirante.

Il est intéressant d'opposer le caractère purement imaginatif de ce délire systématisé de grandeur, au mécanisme franchement hallucinatoire du délire systématisé de persécution observé par Janet chez un paralytique général (68).

Mais il est bien rare que les accès confusionnels de la paralysie générale laissent après eux un délire systématisé d'imagination, comme celui que nous venons de rapporter, et qui résulte probablement en partie des tendances professionnelles du malade, familiarisé depuis longtemps avec la hiérarchie et la rigoureuse organisation militaire. Le plus souvent, s'il persiste un délire post-confusionnel, il est incohérent, systématique, polymorphe, et répond aux formes que nous décrirons dans les chapitres suivants par sa non-conformité avec les actes du malade, par son ton émotif presque toujours nul, par sa soumission totale à un automatisme exclusif et incoercible.

Les délires expansifs ci-dessus, réalisant, à notre avis, les formes les plus typiques et les plus riches des délires paralytiques d'imagination, il convient de fixer, dès maintenant, quelques-uns de leurs caractères généraux.

Nous les avons vus, le plus souvent, débuter progressivement par un état d'exaltation imaginative (obs. I, II, III), sans troubles de la personnalité, puis réaliser un véritable état de confusion délirante, pour aboutir soit à une rémission (obs. IV, V), soit à un délire systématique et prolongé (obs. VI), soit à l'une des formes ci-dessous, soit à la mort (obs. IV).

En général, comme l'affirment Dupré et Logre, « l'abondance du délire nuit à sa systématisation », mais la plupart des délires paralytiques sont beaucoup moins abondants et touffus que profondément asystématiques et contradictoires. Le délire de réformateur (obs. VI) que nous avons présenté comme une forme systématisée du délire d'imagination chez un paralytique, coexiste avec bien des idées incohérentes ; nous ne saurions le rapprocher que d'un délire polymorphe de dégénéré, cité par Garnier dans *la Folie à Paris* (54), et que rapportent Dupré et Logre (*loc. cit.*).

Les idées de réforme sociale ou politique, analogues à celle du malade de l'observation VI, sont assez rares chez nos paralytiques, qui se montrent généralement, dans leur délire, plus égocentriques et aussi plus terre à terre et moins abstraits. Leur imagination ne sort guère du domaine matériel : fortune, richesses, force ou plaisirs physiques, inventions mécaniques ; il est bien rare qu'elle fasse abstraction un seul instant de leur personnalité, toujours au centre du délire. L'altruisme de ces malades est assez peu profond et se ramène presque toujours à un érotisme plus ou moins intense.

L'imagination des délirants paralytiques expansifs travaillerait donc en définitive dans des limites assez étroites, si sa prédilection pour les nombres fantastiques et fabuleux ne lui donnait un faux air d'illimité et d'infini. Ce goût, ce besoin de compter par millions, milliards, trillards, zillards, etc., constitue un des caractères les plus constants des délires paralytiques expansifs.

Et ce fait peut permettre au psychologue de les rattacher à une variété spéciale d'imagination créatrice, isolée par Ribot sous le nom d'imagination numérique, dérivée elle-même d'une forme plus synthétique : l'imagination diffluente (142). On ne trouverait que dans les livres sacrés de l'Orient ou de l'Inde une profusion de nombres aussi fantastiques que chez nos paralytiques généraux délirants.

Proches parents des mentalités enfantines ou primitives par la qualité de leur imagination abstraite, les paralytiques généraux leur ressemblent aussi par les manifestations de leur imagination plastique. Les dessins figurés plus haut (fig. 1, 2, 3) sont par bien des points comparables aux dessins de sauvages et d'enfants qu'ont publiés Marcel Réja (139) et Rouma (150) dans des ouvrages récents.

Avant de quitter cette première variété qui renferme les plus beaux types de délires paralytiques d'imagination, signalons une fois de plus le *parallélisme* qu'on y remarque généralement entre les différentes activités psychiques : imagination, mémoire, sentiment, volonté ; parallélisme qui contraste avec la *dissociation* psychique plus ou moins profonde que nous observerons dans les délires imaginatifs de nos deuxième et troisième groupes.

§ 2. — Délires dépressifs et maniaco-dépressifs

Cette forme affective des délires paralytiques nous arrêtera moins longtemps que la forme expansive. Nous avons, en effet, laissé entrevoir déjà que les idées délirantes dépressives comportaient toujours quelques éléments hallucinatoires ou cénesthésiques ; et l'affaiblissement comme l'irritabilité des malades qui présentaient ces états, nous ont le plus souvent empêché de faire dans leurs délires la part des troubles de l'imagination et des troubles de sensibilité périphérique ou interne. Aussi bien n'apporterons-nous que deux observations résumées de délire dépressif, nous réservant de montrer plus loin, chez des paralytiques généraux circulaires, la différence dans le mécanisme psychologique du délire aux phases expansives et aux périodes dépressives de la maladie.

OBSERVATION VII (personnelle)

Dépression affective et délire incohérent avec idées hypocondriaques, idées de grandeur et de persécution, dues au travail de l'imagination autour d'hallucinations et de troubles cénesthésiques difficiles à préciser.

G..., âgé de quarante-trois ans, magistrat, entre à Charenton le 21 juin 1909, pour « affaiblissement profond des facultés intellectuelles avec délire mégalomaniaque ; réactions violentes, troubles paréto-ataxiques » (certificat d'admission).

Pas d'antécédents héréditaires ou familiaux connus.

Pas d'habitudes alcooliques.

En 1888, au cours d'une promenade à bicyclette, G... eut un ictus que l'on attribua à un coup de soleil.

A contracté la syphilis à vingt-cinq ou vingt-six ans ; fut soigné pour les accidents secondaires.

D'après les renseignements recueillis, G... a présenté en 1901 les premiers signes de la maladie cérébrale dont il est atteint. A cette époque, il eut des troubles de la vision (iritis ?) et des douleurs fulgurantes qui cédèrent à un traitement médical par le mercure ; mais, depuis, l'entourage remarqua un certain changement dans l'état d'esprit du malade, qui, auparavant vif et gai, devint triste, émotif, irritable. Vers 1907, ces troubles prirent un caractère nettement pathologique : le malade exprimait fréquemment des idées de ruine et des idées hypocondriaques. Toutefois, les aptitudes professionnelles restaient intactes et (toujours d'après les renseignements fournis) demeurèrent telles jusque vers la fin de mai 1909.

A ce moment, G... eut, sans phénomène prémonitoire, une attaque congestive légère avec aphasie et obnubilation intellectuelle.

Lorsqu'il se remit à parler, on constata l'existence d'un délire, en même temps que l'internement devint nécessaire par suite de l'agitation et du désordre des actes, tels que fugues, achats inconsidérés, etc... Il a été soigné par le mercure jusqu'à ces derniers temps.

Examiné le 22 juin 1909, lendemain de son arrivée, G...

présente les principaux troubles somatiques de la paralysie générale : rotuliens vifs, myosis, signe d'Argyll, tremblement, troubles de la parole et de l'écriture, signe de Romberg, etc. Ni sucre, ni albumine dans les urines.

Au point de vue psychique, G... se trouve dans un état de confusion mentale manifeste. Complètement désorienté dans le temps et dans l'espace, le malade reconnaît lui-même que sa mémoire faiblit et qu'il ne retrouve ni la date du jour ni les mots pour « parler avec élégance comme autrefois ». De temps à autre, il se laisse intoxiquer par certains mots ou certains chiffres qu'il répète indéfiniment. Il est impossible de fixer son attention. D'ailleurs, le malade s'agite et ne peut supporter un long examen.

Toutefois, dès ce moment, il exprime bruyamment et par écrit quelques idées délirantes dont les caractères d'énormité traduisent des troubles profonds du jugement, et qui semblent participer à la fois de troubles cénesthésiques et de phénomènes imaginatifs.

Idées hypocondriaques. — G... se plaint d'avoir « la vérole » ainsi que sa femme et il veut faire opérer ses varices, ses hémorroïdes et son varicocèle. Il faut que l'on change son sang. On changera également son corps et celui de sa femme contre celui d'une personne bien portante et belle et bien bâtie, à qui il promet une assurance de 50 millions à la Nationale, ainsi qu'une maison originale au bois de Boulogne, un bateau en palissandre, une auto électrique de 300 chevaux et un aéroplane.

Idées de grandeur et de richesse. — Quant à lui-même, avec les 100.000 francs de dot de sa femme, il achètera des châteaux et des aéroplanes qu'il décrit vaguement à sa femme, en lui conseillant d'aller les voir. Un jour même, il envoie des ordres pour qu'on vienne le prendre avec son dirigeable et il signe : « Prince de G..., gardé ici sous le faux nom de G... ».

Quand on demande à G... d'où lui viennent ces idées, il répond qu'il *lui suffit de savoir* et n'a pas besoin de preuves. Le malade se montre en général euphorique et bienveillant pour sa femme à la santé de qui il s'intéresse, et pour nous qu'il veut inviter à dîner.

Vers la fin de 1909, sous l'influence de l'isolement et du traitement, il se produit une amélioration légère dans l'état mental de G... L'agitation se calme, le désordre dans les idées et les actes devient moins manifeste ; mais le délire, en même temps qu'il s'est exalté, a subi une évolution assez curieuse.

Idées de jalousie et idées hypocondriaques avec hallucinations et troubles cénesthésiques. — Les idées délirantes de caractère expansif et mégalomaniaque se sont effacées ; aux idées hypocondriaques chaque jour plus accusées sont venues s'ajouter des idées de jalousie, et le malade essaie, bien maladroitement d'ailleurs, de systématiser un délire de cachet nettement dépressif et de mécanisme hallucinatoire et surtout imaginatif. G... accuse sa femme de se mal conduire avec tout le monde, et d'avoir toujours agi ainsi. Dans l'expression de ces idées délirantes, le malade emploie les termes les plus vulgaires et les plus obscènes, entrant dans les détails les plus réalistes, et cela sans passion, mais avec un cynisme véritablement démentiel. Il n'appelle plus sa femme que la fille D..., croit qu'elle est la maîtresse des médecins et refuse de recevoir sa visite. A plusieurs reprises, il croit la reconnaître en la personne d'une dame étrangère qu'il rencontre dans l'établissement, et manifeste violemment son indignation (illusions de fausse reconnaissance). Il n'a pas toujours connu l'inconduite de sa femme ; il l'a apprise depuis qu'il est à Charenton par des conversations tenues à distance, mais qu'il *entend parfaitement ;* sa femme est douée d'une grande puissance magnétique et lui suggère de loin tout ce qu'elle fait avec tel ou tel. Il croit d'ailleurs que sa femme est actuellement enfermée à la Bastille à cause de son inconduite.

G... prétend que sa femme lui a communiqué la vérole qu'elle avait reçue d'un de ses amants. « Elle est venue me voir deux fois, dit-il, elle m'a embrassé chaque fois sur la bouche, et m'a flanqué la vérole dans la bouche, et cela est descendu dans le tube digestif et dans l'estomac. »

Sous prétexte de le soigner, et sur les conseils du Dr R... qu'elle hypnotisait dans le cervelet, elle lui a injecté du « xérol » dans le cervelet, ce qui a complété l'empoisonnement. Pour comble, le Dr Doyen lui a enlevé son cerveau de médecin pour le mettre dans le crâne de sa femme. Il s'agit de retrouver et de lui rendre cet ancien cerveau, ou bien de mettre son cerveau actuel à découvert en enlevant sa calotte cranienne pour le débarrasser du xérol, et il donne pour cette opération une série de conseils ou procédés plus ou moins absurdes, mais qu'il prétend être *de son invention.*

Jusqu'à l'époque de sa mort, survenue subitement le 18 juillet 1911 par suffusion hémorragique dans le bulbe, G... continue à exprimer des idées jalouses et hypocondriaques, aussi énormes qu'absurdes. Il s'y ajoute même, d'une façon épisodique, des idées mégalomaniaques et des idées érotiques. G..., se dit premier élève de polytechnique, chancelier de tous les empires, empereur du pôle nord. Il est marié avec sa sœur, a fait mille garçons et mille filles. Il indique un procédé de fabrication des enfants pour les dames qui ne veulent plus d'enfants dans leur ventre. « C'est bien simple, on enlève la matrice de la dame ; on la met dans un verre et ça va tout seul ! » C'est ainsi qu'il fit refaire sa sœur par ses parents. Lui-même a d'ailleurs ressuscité son grand-père, car il est docteur en théologie.

Cela lui vient tout seul, parce qu'il sait tout.

Ajoutons que le malade reste habituellement triste et déprimé. A plusieurs reprises, même lorsqu'il expose ses idées de grandeur et de puissance, G... nous déclare qu'il n'est pas heureux.

Ce cas montre bien qu'en dépit des phénomènes hallucinatoires ou cénesthésiques, toujours assez vagues et mal définis, l'imagination prend une part dominante à l'éclosion des idées délirantes de G...

Et c'est précisément cette coexistence d'un délire surtout imaginatif avec une paralysie générale à forme dépressive, qui constitue, à nos yeux, l'intérêt principal de cette observation.

OBSERVATION VIII

Chez J..., paralytique général qui a présenté d'une façon transitoire un délire dépressif avec prédominance d'idées hypocondriaques, nous avons pu constater que le délire n'était le plus souvent que la fausse interprétation de troubles organiques réels.

De plus, il affirmait avoir vu plusieurs fois, de ses yeux, « la mauvaise bête qu'il accusait de ronger sa tête », et il a bien voulu l'observer à nouveau devant nous pour en dessiner le schéma. Si ce dernier est maladroit, les détails descriptifs fournis oralement par le malade ne manquent pas de précision : « C'est une bête avec un gros cul et de longues pattes ; elle porte à ses deux extrémités plus de cinquante suçoires et sa tête se trouve au milieu du corps ». Aussi croyons-nous que ses idées dépressives sont plutôt d'origine hallucinatoire et cénesthésique que de nature imaginative.

L'observation rapportée par Janet (68) d'un délire systématisé de persécution chez un paralytique général nous prouve encore l'existence de troubles hallucinatoires dans les délires paralytiques dépressifs.

Nous ne saurions d'ailleurs mieux faire, à propos de ces délires, que de renvoyer à l'auto-observation que Guy de Maupassant a si merveilleusement rédigée dans *le Horla* (102), nouvelle où ce magicien du style expose, de façon dramatique et vivante, l'évolution de son délire de persécution avec ses trois phases : d'inquiétudes, d'interprétations et d'hallucinations. Remarquons seulement qu'il est bien rare d'avoir affaire à des malades chez qui les facultés d'analyse et d'auto-critique soient aussi remarquablement conservées.

L'observation suivante concerne un paralytique général circulaire qui a présenté deux phases délirantes de couleur émotive opposée, séparées par une belle rémission de six mois. On y verra que le délire mégalomaniaque de la phase expansive s'oppose bien, par son mécanisme purement imaginatif, au délire négateur de la phase dépressive, presque entièrement basé sur des hallucinations et des troubles cénesthésiques.

OBSERVATION IX

Délire expansif d'imagination précédé par un accès confusionnel, et suivi d'un délire dépressif de négation avec hallucinations. — Mort par syncope.

F..., quarante-deux ans, sous-officier, entre à Saint-Maurice le 4 avril 1909 pour « paralysie générale avec affaiblissement des facultés intellectuelles, euphorie et idées de grandeur ».

Antécédents familiaux. — Un oncle maniaque.

Antécédents personnels. — Plusieurs maladies vénériennes. Excès alcooliques : apéritifs et spiritueux quotidiens et variés. Depuis dix mois, négligence dans la tenue et dans le service. Perte de la mémoire et de l'initiative. Achats inconsidérés.

Il arrive du Val-de-Grâce à la suite d'un accès confusionnel avec agitation, hallucinations et illusions. Le malade présente un léger tremblement de la parole, de l'inégalité pupillaire, le signe d'Argyll et une abondante lymphocytose rachidienne.

Au point de vue mental, F... est manifestement euphorique, et exprime des idées de satisfaction, de grandeur et de puissance d'origine exclusivement imaginative. Il se sent très heureux parce que tout lui réussit, sauf qu'il est orphelin. Il ne s'est jamais senti mieux portant. Il est, pour ainsi dire, rajeuni, et il va épouser une jeune fille de dix-huit ans. Il aura de l'avancement au 1er janvier, et il adresse au gouverneur militaire de Paris une demande motivée pour avoir les palmes académiques.

En arrivant ici, on l'a fait coucher dans le tabac (en réalité dans le varech), et cela lui a rendu sa force et sa raison. Il est même devenu grand comédien et grand artiste. Il chantera à l'Opéra. L'on n'aura jamais vu de Faust comme lui. Il est parent de Dagobert et de tous les rois de France. Il doit être un jour roi d'Espagne, mais ne sait pourquoi Alphonse XIII s'en va. Il épousera Jeanne d'Arc au ciel parce qu'elle ne consentirait sans doute pas à descendre sur la terre. Il connaît le ciel pour y avoir fait un court séjour lors de son rajeunissement, mais il ne se souvient plus que de la tête de saint Pierre. « Quand on a quitté le ciel, dit-il, on ne se rappelle plus comment c'est fait ! » Il attribue des noms historiques au personnel et aux malades de son entourage : l'un est Triboulet, ancien bouffon des rois de France, actuellement bouffon du roi d'Espagne ; l'autre est Jésus lui-même ; un troisième est le grand juge d'instruction. Les internes sont attachés au service du roi et de la reine d'Espagne.

En dépit de ces idées absurdes et assez incohérentes, F... ne présente qu'un léger affaiblissement intellectuel. Il est bien orienté dans le temps et l'espace. Sa mémoire est excellente. Il se souvient de son accès confusionnel et reconnaît ses caractères pathologiques.

D'ailleurs, vers le milieu de décembre 1909, le malade abandonne ses idées délirantes, et tout en restant euphorique, il entre dans une phase de belle rémission psychique qui se prolonge jusqu'en mai 1910. Pendant cette rémission, F... nous expose ses souvenirs sur l'accès confusionnel initial de sa maladie ; au sujet des idées de grandeur et de puissance que nous avons exposées en détail, F... dit en riant que cela *naissait tout seul dans sa tête*, et il conclut : « C'est curieux comme on perd la tête ! »

Dans la nuit du 1er mai 1910, F..., s'agite brusquement sous le coup d'hallucinations visuelles terrifiantes. On le trouve à genoux sur son lit, regardant le mur, les poings tendus et criant : « Disparaissez ! Disparaissez ! » On lui demande à qui il s'adresse : « C'est aux ordres écrits sur le mur ! — Quels sont ces ordres ? » Le malade ne répond pas, mais continue à crier et regarde anxieusement autour de lui. Le lendemain, il raconte qu'il a vu la Vierge, la Camara Major et qu'il a entendu la voix de la nature.

L'inexcitabilité de son attention nous empêche d'en savoir

davantage. Il se cache presque continuellement sous ses couvertures, n'en sortant que pour jeter des regards anxieux autour de lui. A la suite de ces phénomènes hallucinatoires, F..., se montre continuellement déprimé, ne répondant pas quand on lui parle, ou se contentant d'exprimer quelques idées hypocondriaques ou de négation : il prétend qu'il n'a plus ni organes, ni corps, ayant été assassiné par une femme, son ennemie.

Mort subite par syncope le 22 mai 1910.

Pas d'autopsie.

Il faudrait rapprocher de ce délire, ceux que nous décrirons plus loin chez les malades R. et C... (obs. XVIII et XIX), dont la paralysie générale se révéla d'abord sous la forme circulaire.

Ces quelques exemples de délires paralytiques dépressifs et maniaco-dépressifs suffiront à montrer qu'aucun d'eux ne réalise un type absolument pur de délire d'imagination ; il y entre toujours une part de phénomènes hallucinatoires et surtout de troubles cénesthésiques. Les idées dominantes sont généralement de nature hypocondriaque, et aboutissent rapidement à un délire incohérent de négation, de transformation physique et d'énormité qui fait songer au syndrome de Cotard (26). D'ailleurs, ces formes dépressives nous ont paru s'accompagner presque toujours d'un état d'affaiblissement psychique et de désagrégation mentale plus avancé que dans les formes expansives ; ce qui multiplie singulièrement les difficultés de leur étude psychologique.

§ 3. — DÉLIRES MYTHOMANIAQUES

Il est classique de dire que tous les phénomènes délirants participent plus ou moins des tendances constitutionnelles antérieures de la personnalité, et Dupré et Logre font bien observer que la plupart des délires d'imagination surviennent chez des sujets de caractère plus ou moins débile, menteurs ou vaniteux. Nous avons quelquefois trouvé dans l'histoire psychologique de nos paralytiques délirants des traces de cette perversion instinctive ou goût du mensonge qu'est la mythomanie (Dupré, 39); mais aucun de nos cas ne saurait être comparé à l'observation très complète et très intéressante que publient Rogues de Fursac et Génil-Perrin dans *le Journal de Psychologie normale et pathologique* de mars-avril 1912. Aussi nous sommes-nous permis de la résumer ici.

OBSERVATION X (Résumée)

(Empruntée à MM. Rogues de Fursac et Génil-Perrin, in *Journal de Psychologie normale et pathologique*, mars-avril 1912.

Délire d'imagination chez un mythomane constitutionnel devenu paralytique général

M. X..., quarante-trois ans, homme d'affaires, entre à la maison de santé de Ville-Evrard le 25 janvier 1911, avec tous les signes psychiques et somatiques d'une paralysie générale au début.

En dehors des nombreuses tares névropathiques et vésaniques relevées dans la famille du malade (V. l'obs. complète), nous notons que celui-ci a toujours fait preuve d'un caractère déséquilibré dont l'un des traits dominants était le goût pour le mensonge et la mystification.

Ses amis racontent (et lui-même s'en vante) plusieurs tours de sa façon qui ne furent pas seulement drôles pour ses victimes : « Au collège, pendant la nuit, il entrait dans la chambre de ses maîtres couvert d'un drap de lit pour faire le fantôme ; d'autres fois, il se mettait sous le lit et, une fois le professeur couché, s'amusait à soulever le sommier avec son dos. »

A vingt deux ans, il veut entrer dans les ordres, mais ses scrupules religieux l'empêchent de poursuivre les études théologiques.

Rentré chez lui, il s'éprend de la femme de chambre de sa mère et veut l'épouser. Sur le refus de ses parents, il simule des accès de folie « avec crise d'excitation, conversations et prières devant un morceau de robe de l'aimée qu'il garde comme un fétiche. » A vingt-cinq ans, il fait des sommations respectueuses et contracte le mariage désiré : il avoue alors avoir joué la comédie.

Après deux ans d'union et la naissance d'un fils, sa femme l'abandonne, emportant l'enfant. Depuis lors, l'existence de M. X... perd toute régularité ; il s'occupe de mille choses à la fois, étudie le droit, la théologie, devient secrétaire de M. de B..., qui dirige un cabinet d'affaires. « De temps en temps, il s'amuse à combiner quelques mystifications. Une fois, n'envoie-t-il pas à 2 heures du matin un prêtre porter l'Extrême-Onction à un monsieur ! Le prêtre se rend au domicile du monsieur, y est reçu par la femme de celui-ci qui, précisément, n'est pas encore chez lui. On pense alors que le monsieur se meurt quelque part loin de son domicile ; on s'affole, on court à sa recherche ; on le trouve enfin faisant sa manille dans un établissement de Montmartre ! Les victimes de cette mystification portent plainte ; une enquête est ouverte. M. X..., dîne un jour par hasard avec le procureur de la République, et a la joie de parler de cette affaire avec le magistrat, qui ne pense pas un instant être en présence du coupable. »

Il se montre, à propos de tout, vantard et bluffeur. Vers 1908, apparaissent de véritables idées de grandeur à propos de succès féminins et oratoires purement imaginaires. « Mais depuis seize ans que sa femme a disparu emportant son enfant, il n'a pas cessé de penser à elle, et davantage encore depuis quatre ou cinq ans, où il disait à qui voulait l'entendre qu'un jour il retrouverait sa femme riche à millions. Dans un projet de roman qu'il avait confié à un de ses amis, cette rencontre se faisait quelques minutes avant la mort de sa femme. Ils se réconciliaient, se mariaient *in extremis*, tandis que sa fille mourait, elle aussi, quelque temps plus tard, mais, chose extraordinaire, enceinte. »

En 1909, M. X... s'amourache d'une infirmière et d'une demi-mondaine en qui il croit successivement reconnaître sa fille.

C'est en 1911, cinq ou six jours seulement avant son internement, que le malade acquiert une foi absolue dans le roman que nous venons de voir s'ébaucher à l'état de simple projet littéraire.

Le soir du dimanche 22 janvier 1911, X... se rend chez un ami et lui annonce qu'il a trouvé sa femme à l'hôtel Majestic; il s'est réconcilié avec elle, et un de ses amis, prêtre à Paris, les a remariés. M. Lépine, en personne, était venu le prévenir que sa femme était retrouvée. MM. Deschanel et Pichon lui ont servi de témoins. Sa femme est morte au bout de quelques heures, lui laissant une fortune de 18 millions gagnés dans un commerce de nouveautés à San-Francisco. Il a commandé un embaumement de 2.000 fr., et va faire enterrer sa femme à Saint-Malo au milieu du plus grand apparat. C'est Mgr Amette qui officiera. Des lettres de décès sont déjà envoyées à toute la population de Saint-Malo et de quelques plages voisines. De plus, il a retenu pour Saint-Malo où doivent l'accompagner M. Lépine et un de ses amis, des places de wagons-lits (ce dernier fait est exact, le malade a montré le coupon de location).

X... annonce encore à son ami que sa fille est mariée avec un prince allemand, directeur de la Banque allemande et possesseur d'une fortune considérable. Enfin, il coupe avec des ciseaux douze ou quinze billets de banque, et en jette les morceaux dans un seau à charbon.

Le désordre et les débordements auxquels il se livre les jours suivants, obligent l'entourage de M. X... à le faire interner.

Entré à Ville-Évrard le 25 janvier 1911, M. X... narre à tout venant la romanesque aventure que nous venons de rapporter, y ajoutant chaque jour quelque nouveau détail ou même se contredisant lorsqu'on le presse de questions. Il raconte que la Société générale lui a remis les 20.000 francs de la succession de sa femme avant que cette succession ait été valablement recueillie. C'est sans doute parce qu'on le connaissait comme secrétaire de M. de B... Quand on insiste, il avoue plusieurs fois qu'il n'est pas très sûr d'avoir reconnu sa femme à l'hôtel Majestic car on change beaucoup en seize ans. Il se vante d'avoir autrefois beaucoup prêché, même à Notre-Dame, et comme certaines questions qu'on lui fait à ce sujet l'embarrassent, il reprend : « Je me suis mal exprimé. Je n'ai pas prêché, à proprement parler, mais je faisais le souffleur. »

De telles contradictions ou restrictions montrent bien, comme le font remarquer MM. Rogues de Fursac et Génil-Perrin, qu'il entre dans ce roman du malade « un mélange évident de sincérité et de simulation ».

La sincérité s'affirme dans ce fait que X... a accompli un certain nombre d'actes conformes à sa fabulation (par exemple, l'achat de coupons de voyage pour Saint-Malo) ; et elle est due sans doute à l'affaiblissement intellectuel du malade devenu incapable de distinguer entre la fiction et la réalité, par la perte de l'attention, du raisonnement et de l'auto-critique.

Mais sa mythomanie a encore de beaux restes : il cherche à dissimuler à ses relations sa qualité d'interné. Il écrit qu'il se repose dans une maison de convalescence, etc.

Aussi bien le grand intérêt de cette observation réside surtout dans les renseignements recueillis dans l'entourage du malade, et qui ont permis à la fois de contrôler l'inexactitude des différents récits faits par X..., et de reconstituer la personnalité antérieure du sujet.

Ce cas de délire d'imagination si judicieusement

analysé et rapproché de l'état mental antérieur nous dispense de tout commentaire personnel. Bornons-nous à confesser la rareté de telles observations puisque, sur le nombre relativement élevé de nos paralytiques généraux délirants, nous n'avons pu retrouver que quelques manifestations isolées et transitoires de tendances mythomaniaques. Celles-ci nous ont toujours paru assez peu accusées dans la personnalité antérieure de nos malades, du moins autant que nous permettaient d'en juger les renseignements de l'entourage. Parmi les rares malades de cette catégorie observés par nous, quelques-uns fabulaient par malignité ou perversité, mais le plus grand nombre se montraient mythomanes surtout par vanité; et ce fait concorde bien avec la prédominance déjà signalée des idées mégalomaniaques dans les délires d'imagination. Remarquons, en outre, que si l'on admet avec le professeur Dupré que la mythomanie est une perversion bien particulière à l'enfance, on peut considérer les manifestations fabulatrices des paralytiques généraux comme une forme de puérilisme traduisant un degré marqué d'affaiblissement intellectuel. Mais déjà l'évolution possible de telles formes de délire en dehors de tout état affectif d'euphorie ou de dépression réalise un aspect clinique assez spécial, qui peut servir de transition au groupe des délires de fabulation que nous allons maintenant étudier.

CHAPITRE V

DÉLIRES DE FABULATION
A PRÉDOMINANCE DE TROUBLES INTELLECTUELS

Lorsque est tombée l'excitation initiale, le paralytique général, dont l'affectivité se trouve fortement atrophiée, reste habituellement calme, et peut reprendre une correction extérieure capable de tromper sur son intégrité mentale. Il peut alors s'agir d'une rémission ou d'une évolution rapide vers l'inertie intellectuelle absolue. Quelquefois cependant, l'interrogatoire révèle l'existence d'un délire, qui porte exclusivement sur le passé et s'accompagne de désorientation, d'amnésie et d'illusions de fausse reconnaissance. Ces trois derniers symptômes en s'associant au délire, rapprochent ce dernier de la fabulation décrite par Wernicke chez les presbyophréniques (188). Il est vrai que, bien souvent, à cette période, et sous cette forme délirante, les paralytiques ressemblent aux déments séniles par bien d'autres côtés.

Trénel et Libert (175) ont publié deux observations typiques à ce point de vue, puisqu'elles ont soulevé de réelles difficultés de diagnostic et une intéressante discussion à la Société de médecine mentale.

Nous ajouterons au résumé d'un de ces cas, deux observations personnelles où le diagnostic clinique paraîtra moins difficile, en raison de l'évolution antérieure, du rôle de l'automatisme, et aussi des caractères fantastiques et incohérents de la fabulation.

OBSERVATION XI (Résumée

(V. Trénel et Libert (175).)

Paralysie générale sénile avec légère excitation maniaque et érotique. — Fabulation avec désorientation, amnésie et illusions de fausse reconnaissance.

P... Augustine, soixante-cinq ans, entrée à l'asile de Maison-Blanche le 10 juin 1910.

Pas d'antécédents connus.

Attitude et propos de caractère maniaque avec excitation érotique dont l'objet est l'interne du service que la malade prend pour son fiancé, et qu'elle accable de déclarations et remontrances, voire de scènes de jalousie.

Quelques idées de richesse : elle a fait bâtir l'asile avec ses économies, elle possède un château dans son pays. Elle n'a qu'à téléphoner pour avoir son break à la porte. Elle a gagné tout cela en travaillant pendant trente-six ans, à raison de 5 francs par jour.

Désorientation complète dans le temps et dans l'espace : le jour de son entrée, elle a quarante ans ; le lendemain, elle a quatre-vingt-dix ans bien sonnés, puis vingt-quatre ans. Il ne faut pas l'appeler grand'mère, elle est trop jeune pour cela. Tout le monde a vingt-quatre ans, elle a vingt-quatre ans. Elle se montre un instant intoxiquée par le nombre 24. Elle est à l'asile depuis vingt-quatre ans (un moment après, elle dira qu'elle y est depuis deux jours), etc. Nous sommes en 1909, puis en 1900, au mois d'août. A l'asile, elle est dans une propriété qu'elle s'est fait construire, ou bien elle est à Beaujon, ou bien encore à Vauxvillers, un village de la Haute-Saône.

Les fausses reconnaissances abondent. La sous-surveillante du quartier est une vieille connaissance, une malade est sa sœur; le vaguemestre est son fils Octave; une négresse internée dans l'asile est sa fille, etc. Tout ce qui l'entoure lui appartient, elle accapare les affaires de toutes les malades.

Les troubles de la mémoire sont manifestes. Cinq semaines après l'entrée, elle s'imagine être arrivée à l'asile depuis le matin même. A côté de cela, elle se souvient parfaitement nous avoir dit, plusieurs jours auparavant, qu'elle travaillait au chocolat et gagnait 5 francs par jour. Lui demande-t-on ce qu'était la guerre de 1870, elle répond : « C'était la guerre faite par les Français pour prendre la Bastille, afin d'en sortir Napoléon Ier et Napoléon III, pour les pendre tous deux, et les envoyer ensuite à Sainte-Hélène pour en faire du fricot pour les Prussiens. » Fallières est le premier président de la République; avant lui, c'était le roi Napoléon III, etc. Lui fait-on lire sur le journal le titre d'un article : *Encore un combat au Maroc*, elle lit : « Encoro combato Maroco »; et ajoute : « Pourquoi *le Matin* est-il imprimé en italien : encoro, encoro, partout encoro ? » — Soumise aux épreuves de calcul, elle ne peut même faire une addition correcte.

Troubles somatiques : abolition des réflexes rotuliens, troubles pupillaires, hyperlymphocytose légère.

L'observation précédente a été rapprochée par les auteurs d'un cas de paralysie générale sénile sans fabulation véritable, mais avec amnésie continue, pour montrer les difficultés possibles de diagnostic entre la démence paralytique et la démence sénile.

Notre malade de l'observation XIII nous a paru ressembler beaucoup à P... Augustine, bien que sa fabulation soit plus étendue, plus nettement mégalomaniaque, et que son affectivité ait presque entièrement disparu.

OBSERVATION XII (Personnelle)

Paralysie générale sénile avec indifférence affective. — Fabulation absurde avec désorientation, amnésie et fausses reconnaissances.

C... Louis, cinquante-huit ans, architecte-expert, entre à la maison de Saint-Maurice le 22 mai 1911, pour « affaiblissement des facultés intellectuelles avec délire mégalomaniaque, agitation, violences et troubles paréto-ataxiques ».

Pas d'antécédents familiaux névropathiques ou vésaniques.

Marié depuis trente ans, le malade a eu deux enfants dont

l'un est mort à un an, l'autre, actuellement âgé de vingt-sept ans, en bonne santé.

Sa femme n'a pas eu de fausse couche. Elle est rhumatisante.

Dans les antécédents personnels de C..., nous relevons un érysipèle à quarante-huit ans; une chute assez grave faite en chemin de fer il y a six ans, sans troubles nerveux consécutifs; des accès de dysenterie aux colonies où il a voyagé plusieurs fois.

C... nie la syphilis, mais son entourage raconte que, grand sexuel, il eut de nombreuses maîtresses, même après le mariage.

De plus, très surmené, C... dormait peu, voyageant bien deux cents à deux cent cinquante jours par an pour ses affaires ou expertises.

D'humeur assez égale, C... se montrait habituellement froid et réservé, mais ne dédaignait pas, à l'occasion, de raconter quelque bonne farce à ses amis ou relations.

Les premiers troubles mentaux remontent à un mois environ. Brusquement, le malade cesse de travailler, disant qu'il est assez riche, et combine des projets extravagants et des opérations financières fort imprudentes. Il écrit à diverses personnalités politiques pour demander des décorations, proposer des transformations ou des constructions de palais, écuries, monuments publics, etc.

Depuis dix jours, il semble avoir perdu tout sentiment moral et tout souci des convenances : il a des gestes indécents et osés vis-à-vis des femmes qu'il rencontre, pisse le jour en pleine rue, veut s'approprier la boîte de cigares d'un voisin à l'Élysée Palace, se fait battre par un employé des postes qu'il accusait d'avoir été son compagnon de chaîne à la Guyane.

Dès ce moment, d'ailleurs, le malade autrefois sobre, s'adonne aux apéritifs et à l'alcool; il devient irritable, violent lorsqu'on le contredit, et son agitation des deux ou trois dernières nuits a décidé sa famille à l'internement.

L'examen pratiqué le 23 mai 1911 révèle chez C... des troubles somatiques suffisants pour porter le diagnostic de paralysie générale progressive : abolition des réflexes rotuliens, inégalité pupillaire, signe d'Argyll Robertson, léger tremblement de la langue et de la parole, hyperlymphocytose du liquide céphalo-rachidien.

Au point de vue mental, l'interrogatoire, bien que raccourci par l'impatience du malade, montre un affaiblissement intellectuel déjà fort avancé. L'attention est à peine excitable en dehors du délire, la mémoire et le raisonnement sont insuffisants à soutenir l'épreuve de calcul (règle de 3 et multiplication), l'affectivité semble profondément émoussée.

C... a des illusions de fausse reconnaissance (croit nous reconnaître et avoir beaucoup fréquenté notre père); et il exprime une sorte de délire mégalomaniaque avec idées de grandeur, de richesse, projets d'achats et d'entreprises plus ou moins absurdes. Il est colonel des Guides et du Plessis, mais il n'est plus en activité depuis vingt-cinq ans. Grand-maître des ordres de tous les pays, il commande des insignes en or, diamants, pierreries.

Venu ici pour acheter des chevaux, il réclame 12 hollandais, 10 boulonnais, 24 percherons, 40 petits chevaux arabes, 10 pur sang, 50 petits ânes... C'est pour peupler une propriété de 50 hectares et monter 80 hommes !...

Les thèmes délirants du malade sont éminemment mobiles et variables, mais ils conservent toujours même teinte mégalomaniaque, même fonds euphorique, comme aussi même mécanisme imaginatif.

C... n'accuse jamais d'hallucinations et n'a jamais paru tenter le moindre essai d'interprétation délirante. Durant toute l'année 1911, le malade se fait surtout remarquer par des actes de kleptomanie et son bavardage fabulateur et imagé. Dans la cour de sa division, C... semble à l'affût d'un auditeur à qui il puisse raconter les longues histoires invraisemblables dont il se prétend le héros : un jour, c'est la bataille de Waterloo qu'il nous décrit avec force détails pittoresques, ajoutant qu'il y était comme colonel aide de camp des deux Napoléon Ier et III. Le lendemain, il nous dit ses prouesses génitales, nous vante sa virilité capable de suffire à 200 ou 300 femmes, et raconte qu'il a plusieurs milliers d'enfants. Les femmes sont toutes de sang royal ou de haute lignée, impératrices d'Autriche et de Hanovre, Eugénie de Montijo, Ranavalo, etc. Et comme nous manifestons quelque incrédulité et émettons quelques objections, C... ajoute : « Je vous dis cela parce que c'est vrai ; d'ailleurs je n'aime pas les menteurs ! », affirmant ainsi l'origine purement intellectuelle ou imaginative de ses idées délirantes.

Janvier 1912. — Peu à peu cependant, le malade s'achemine vers la phase terminale démentielle de son affection ; il devient coprophage, boit son urine, gâte parfois dans son lit, déchire même ses vêtements et se livre à un tic continuel de succion de la langue et des lèvres.

En même temps, le malade raccourcit et espace les récits spontanés ci-dessus, fruits d'une exaltation psychique partielle. Bientôt, devenu calme et tranquille dans son lit, ne se levant que rarement pour obéir à quelque impulsion kleptomaniaque, C... mène en apparence une vie exclusivement végétative; il ne parle jamais spontanément, sauf pour demander l'heure ou le jour de la semaine; mais, dès qu'on l'interroge, on est surpris des longues réponses qu'il fournit et qui sont grammaticalement, sinon logiquement correctes, tandis que la parole est à peine un peu plus tremblée qu'au début.

Juillet 1912. — Désorienté, C... se croit ici, tantôt chez lui, tantôt à la maison Centrale d'aliénés de Charenton, et ne peut nous dire la date même approximative. Il a tantôt quinze ans, tantôt quarante et tantôt quatre-vingts ans.

Il manifeste nettement de l'amnésie et des troubles de l'attention dans les épreuves de calcul (C... ne peut faire qu'une courte addition); il est dans l'impossibilité de localiser au passé les faits que l'association des idées ramène spontanément à sa conscience.

Mais le caractère dominant chez notre malade, c'est la fabulation fantastique par laquelle il réagit à chacune de nos questions, montrant ainsi la survivance de l'imagination à la ruine des autres formes d'activité psychique.

Interrogé sur sa profession, C... répond qu'il est architecte, ingénieur, expert, professeur à l'École des Arts et Métiers, à Centrale, à Polytechnique, et aussi grand médecin à Paris. Sa grande affaire est l'expertise; ce matin encore il a relevé plusieurs dossiers d'expertise. Il donnera ses consultations médicales ce soir à 2 heures, comme d'habitude. Demain il part à Saint-Pétersbourg expertiser un incendie. Il gagne 70.000 à 100.000 francs par an... « Où êtes-vous né? — En Russie, d'un fils d'Alexendre II. — Êtes-vous marié? — Plusieurs fois! J'ai épousé la sœur de l'impératrice Eugénie, Mlle de Montijo, que j'avais connue cantinière au 1er régiment de méharistes forestiers à Baccarat, dans les Vosges; c'était en 1870, époque de la guerre, et elle avait alors douze ans. J'épousai plus tard l'impératrice d'Autriche, Mlle A... R..., que je connus par l'intermédiaire de mon père ambassadeur à Vienne. L'empereur enchanté de me donner sa fille répétait à tous: « Ma fille n'a jamais fait » un aussi beau chopin! » Malheureusement elle fut tuée d'un coup de corne de taureau, car elle était aussi toréador et élevait 5.000 bœufs par an! »

Il nous affirme qu'il est allé avant-hier à Saint-Sébastien pour l'enterrement de sa femme; se reprend pour raconter qu'il fut aussi le mari de l'impératrice de Russie, née Bordival, morte bientôt de la rage; et de Ranavalo, reine du Dahomey, qu'il avait sauvée du bûcher. D'ailleurs ces princesses avaient mauvais caractère, faisaient trop la noce, et il finit par épouser sa femme actuelle, moins titrée mais plus sérieuse. Tantôt il prétend avoir 19 enfants, tantôt un seul, tantôt des milliers, et il leur attribue des professions plus ou moins variables, mais toujours d'ordre social assez modeste (architecte, maçon, tailleur, etc.). Mêmes explications absurdes et puériles au sujet des titres anciens ou présents dont il se pare. Autrefois empereur et roi; « fondateur du royaume de Hanovre », de 1870 à 1886, il a préféré démissionner pour devenir expert, métier qui rapporte davantage puisqu'il touche 900 francs par jour, c'est-à-dire 900.000 fr. par an, au lieu de 360.000 francs de liste royale. Il possède, rue de Lyon, une pharmacie gérée par deux médecins. Il est de plus ingénieur et a fait construire un canal qui relie la Méditerranée à la mer du Nord, et reçoit les eaux de toutes les rivières de Paris : Seine, Creuse, Bièvre, etc.

Il a été professeur de médecine à la Sorbonne, se dit l'inventeur du 603, remède radical de la pneumonie. Il fut enfin ministre de l'Instruction publique et de la Guerre dans un temps où les politiciens « n'étaient pas, comme aujourd'hui, des saltimbanques ». Il se vante encore d'avoir beaucoup voyagé et visité toutes les villes du monde en aéroplane et en bateau, « mais jamais en chemin de fer, car cela ne va pas assez vite ! »

C... repousse énergiquement le qualificatif de rêves ou rêveries appliqué à ses conceptions délirantes, et il répète à plusieurs reprises qu'il ne sait pas mentir. Tout au plus, lorsqu'on insiste, raconte-t-il que ses enfants lui téléphonent ce qui se passe ; mais on voit bien que c'est là une explication secondaire et fortuite, et que, s'il existe des hallucinations auditives, elles ne sauraient constituer un phénomène primitif, source du délire que nous avons décrit.

Ajoutons que le malade a de nombreuses illusions de fausse reconnaissance touchant les personnes et même les choses ; c'est ainsi qu'il prend une petite niche vide creusée dans le mur du dortoir pour un récepteur téléphonique. Quand on le fait lire, il prend un mot pour un autre, et sa lecture rapide, sans hésitation ni bredouillement, mais incohérente quant au sens, n'a que des rapports de consonnance avec le texte qu'il suit des yeux. Ces phénomènes sont d'ordre nettement psychique, car C... ne présente d'autre trouble visuel objectif que l'inégalité pupillaire et la non-réaction à la lumière déjà signalée. Nous verrons, d'ailleurs, que les mêmes troubles intellectuels expliquent les altérations ou déformations que C... fait subir aux noms propres des personnes qui l'entourent, ne conservant dans sa mémoire que le nombre de syllabes et les voyelles principales, et changeant ou intervertissant l'ordre des consonnes au gré de sa fantaisie : Lavinal devient Levassal; Adam, Aman; Usse, Fusse, etc.

Signalons enfin l'indifférence émotionnelle totale avec laquelle le malade accueille toutes les nouvelles, même les pires, concernant les siens. Et cette inaffectivité coexiste avec une anesthésie physique généralisée, qui se manifeste bien nettement lorsque le malade supporte, sans la moindre grimace, les sondages et cathétérismes répétés pour remédier à une rétention vésicale survenue trois semaines environ avant la mort. Celle-ci se produit par collapsus après un coma de vingt-quatre heures. L'avant-veille encore, le malade très abattu nous racontait qu'il avait reçu 319 blessures de guerre, et qu'on avait retiré de son corps 367 kilos de balles.

Autopsie refusée.

Le malade suivant, chez qui le syndrome presbyophénique habituel disparaît parfois sous un automatisme psycho-sensoriel débordant, nous servira, en quelque sorte, de transition aux formes délirantes de notre dernier groupe.

OBSERVATION XIII (Personnelle)

P..., quarante-deux ans, industriel, entre à Charenton le 21 mai 1911, venant d'une maison de santé où il était soigné depuis un an pour « paralysie générale progressive avec affaiblissement global, délire absurde de satisfaction et de grandeur, agitation maniaque par intervalles ».

Syphilis en 1893. Très bien soignée par le traitement mercuriel.

Nombreux excès alcooliques et sexuels.

A l'entrée, on note des troubles somatiques manifestes de paralysie générale : inégalité pupillaire, signe d'Argyll, réflexes vifs, hyperlymphocytose rachidienne, tremblements de la langue, achoppements.

Au premier aspect, ce malade cause et se présente d'une façon normale. Son attitude est des plus correctes, et le ton de sa conversation est celui d'un homme bien élevé, dans un salon.

Au point de vue mental, P... présente des signes d'affaiblissement intellectuel, d'abord caractérisés par une diminution notable de l'affectivité.

Toute la vie psychique du malade semble dominée par un sentiment d'étrangeté assez spécial, allié d'ailleurs à une apathie et à un désintéressement presque absolus. Il répète souvent : « C'est étrange! c'est fantastique !... Je ne sais pas comment cela se fait !... » Malgré cela, il n'exprime que quelques vagues idées délirantes de persécution dirigées contre de vagues ennemis (infirmiers ou pensionnaires de la maison de santé d'où il vient) qui auraient tenté de l'empoisonner. Même absence de précision au sujet de troubles cénesthésiques qui semblent avoir été le point de départ de ces idées délirantes.

Le malade se montre désorienté dans le temps et dans l'espace. Il prétend avoir dix-huit ans, puis trente-six. On est le 16 juin 1815, puis en 1809. Il est ici depuis quinze ans, depuis six ans, depuis un an. Ici, c'est sans doute une maison centrale, puisqu'on voit M. C. sur les casquettes des infirmiers. Il a des illusions de fausse reconnaissance, prétend nous avoir connus comme internes à Sainte-Anne.

Sa mémoire est profondément troublée, mais il ne reste pas muet lorsqu'on l'interroge et fabule quand il ne sait pas.

Il raconte être ici « à la suite d'une défection chorale ». « Je chantais trop à la maison, et ma femme m'a dit que les voisins se plaignaient du bruit. J'étais ivre probablement, car je buvais beaucoup à table et parfois au café. Je chantais plutôt en dormant, pas à table. » Il était amateur d'escrime. Il s'est retenu de financer ; s'en est allé à Calcutta mentalement, où il a fait dix-huit ans de convalescence. Il a inventé un Magic-Cinéma ou théâtre ambulant : « Je musiquais les gens avec cela, c'est-à-dire je donnais des danses, des contes, des violons, des idioties... Ça a duré six ans. Après je me suis retiré comme un roturier dans une maison de santé. J'ai voyagé à Berne, puis à Londres, à Calcutta et en Suisse. A Berne, en me promenant, j'ai visité la fosse aux ours où j'étais condor. J'étais complètement fou ! » — Interrogé sur sa femme, il raconte qu'il ne l'a pas vue depuis longtemps, car elle l'a quitté aussitôt après son mariage, parce qu'ils n'étaient pas riches. Il croit qu'elle est en prison pour vol à la devanture d'un bijoutier.

Les paroles du malade que nous avons rapportées ci-dessus suffisent à montrer l'intensité de son automatisme associatif. Cette ébauche de dissociation de la personnalité s'exagère parfois, et aboutit à des phénomènes du genre hallucinatoire, mais qui restent assez mal définis pour que le malade ne puisse préciser sous quelle forme sensorielle ils se présentent. Ces idées parasites dépersonnalisées sont alors considérées comme des ordres par le malade, et aboutissent à des impulsions contre lesquelles, d'ailleurs, il s'efforce de lutter.

Il évolue vraisemblablement vers l'automatisme pur et les stéréotypies ou hallucinations que nous retrouverons dans le groupe suivant.

Nous rapprochons de ces trois cas le délire fabulateur de R... et C... (obs. XVIII et XIX), qui ont successivement présenté au cours de leur paralysie générale les trois formes délirantes de notre classification.

Dans tous ces cas, le délire d'imagination nous paraît avoir comme caractères cliniques communs de ne pas s'exprimer spontanément, de se rapporter exclusivement au passé, d'être sans rapports avec l'état affectif généralement très diminué, de dépendre de troubles purement intellectuels, et de n'apparaître guère qu'à la période d'état ou terminale de la paralysie générale, évoluant assez rapidement avec elle sans rémission vers la mort.

De ces observations, nous pouvons conclure, au point de vue psychologique, qu'à une phase de leur paralysie générale, certains malades ont présenté nettement les quatre symptômes psychiques cardinaux que Wernicke a décrits chez ses presbyophréniques : désorientation, amnésie, fabulation et fausses reconnaissances. Seul l'élément fabulation présente certains caractères d'absurdité, de mobilité et de contradiction, capables de le rapprocher des autres délires paralytiques.

Nous n'avons pas trouvé chez nos malades les troubles polynévritiques qui, pour certains auteurs [Dupré et Charpentier (43)], seraient inséparables du syndrome presbyophrénique. Mais il nous a paru intéressant de préciser de notre mieux l'origine et le mécanisme psychologique de leur fabulation.

Ces formes délirantes, qu'il faudrait rapprocher de tous les cas de presbyophrénie jusqu'ici décrits [Dupré et Charpentier (43), Devaux et Logre (30), Brissot et Hamel (19)], diffèrent bien des délires d'imagination du premier groupe où participe toute l'activité psychique. Il s'agit ici, suivant le mot de Mignard (109), « d'une sorte de rêve facile, de jeu de l'imagination où le malade se complait », sans exaltation affective ou motrice concomitante. C'est, en d'autres termes, un délire de *fabulation simple*, si l'on entend par ce mot avec Dupré et Logre « l'affirmation gratuite d'événements fictifs, de situations chimériques, le récit de romans et d'aventures » en dehors de toute autre activité mentale (*loc. cit.*, p. 213).

Nous ne saurions parler ici d'hallucinations, d'interprétations ni de rêveries. En réalité, nous sommes en présence de conceptions autochtones surgies spontanément dans la conscience, par le jeu automatique des associations d'idées, qui entraînent la croyance des malades, croyance irréductible en raison surtout des troubles de la mémoire et du jugement.

L'automatisme intellectuel de ces malades s'affirme par la qualité de leurs associations, le plus souvent verbales, amenant de fréquentes allitérations (de Ranavalo, C... passe à Saint-Malo, Récamier l'amène à Réjane, etc.). Toutefois, cet automatisme diffère de celui des délires du troisième groupe (chap. VI), en ce qu'il est exclusivement verbal, sans participation motrice ou sensorielle concomitante ; de plus, il n'est ni véritablement spontané, ni puissamment incoercible : le malade attend le plus souvent qu'on déclanche le jeu de ses associations verbales par une interrogation quelconque.

Les troubles de la mémoire sont prédominants chez ces malades, et consistent en une amnésie de fixation presque totale, et en un défaut de localisation ou de reconnaissance des faits anciens dans le passé.

Quant au jugement, il ne fait plus la discrimination entre les faits objectifs réellement perçus, ou du moins vraisemblables, et les faits subjectifs plus ou moins extravagants, imaginés soit à la lecture, soit spontanément. soit en rêve. (Mignard, 109 *bis*).

En réalité, à ce moment de leur délire, nos paralytiques généraux réalisent un état de *dissociation* psychique avancé, et que traduit la non-correspondance de leur affectivité, de leurs actes et de leur attitude avec les idées délirantes qu'ils expriment.

Il reste à faire la part du travail de dissociation et de réassociation mentale qui permet aux malades de concevoir ou d'exprimer des combinaisons nouvelles, comme le montrent les altérations qu'ils font subir aux mots qu'ils lisent ou qu'ils entendent : c'est là l'œuvre de l'imagination, œuvre automatique et spontanée, non soumise au contrôle du jugement et du raisonnement, œuvre délirante aussi, car la croyance irréductible des malades ne correspond à aucune réalité objective.

CHAPITRE VI

DÉLIRES D'IMAGINATION STÉRÉOTYPÉS
OU D'ASSOCIATION AUTOMATIQUE

On a pu suivre en quelque sorte chez les malades des observations précédentes, la croissante progression de l'automatisme psychologique, qui peu à peu prend le pas sur les divers modes de l'activité psychique ; mais on a toujours vu persister jusqu'ici, à côté de cet automatisme, quelques manifestations affectives, volontaires ou même intellectuelles supérieures, qui expliquaient en partie la variabilité, suivant le temps, des délires imaginatifs que nous avons décrits.

Nous espérons montrer, dans les observations suivantes, que l'imagination délirante peut survivre à l'inhibition totale des autres activités pyschiques (affectivité, attention volontaire, jugement), et se rattacher exclusivement à un automatisme associatif régulier, monotone, déterminé, et pour tout dire stéréotypé. [Janet (67), G. Ballet (8)].

Cet automatisme peut être purement psychique et verbal (obs. XV), mais il arrive souvent qu'il soit à la fois psychique et moteur (obs. XVI), psychique et sensoriel (obs. XIX et XX). Aussi ne serons-nous pas surpris qu'on ait pu décrire chez ces malades des troubles hallucinatoires. Mais nous ferons remarquer que les troubles profonds de la personnalité et de la conscience qui accompagnent ces phénomènes, ne permettent pas toujours de leur retrouver les caractères essentiels de toute hallucination vraie, notamment la spécificité sensorielle et l'extériorisation ou attribution à une influence extérieure. Aussi bien la plupart des idées délirantes que nous allons rapporter sont encore des phénomènes d'intuition ou d'imagination ; mais elles dérivent d'une imagination dégradée, réduite à sa plus simple expression, ou plutôt à un seul de ses éléments constitutifs : l'association automatique des idées.

C'est là, en vérité, la forme commune où peuvent aboutir tous les délires d'imagination jusqu'ici décrits, avant de sombrer dans l'inertie mentale absolue. C'est dire que nous en rencontrerons les cas les plus typiques à la période évolutive terminale de la paralysie générale.

Nous avons pu isoler deux cas d'automatisme imaginatif qui nous ont semblé à peu près purs, du moins actuellement, de toute participation motrice ou sensorielle. Le premier malade (P..., obs. XIV), dont l'évolution est assez curieuse, nous montre un exemple d'imagination automatique sous sa forme exclusivement reproductrice. Chez le second (obs. XV), nous verrons l'automatisme débordant d'une imagination surtout constructive ou combinatrice. Le troisième malade (obs. XVI) a présenté, à côté d'un automatisme imaginatif assez spécial par sa nature presque exclusivement musicale, des phénomènes très nets d'automatisme moteur et sensoriel, réalisant de véritables hallucinations. Enfin, la dernière observation (XVII) concerne un malade chez qui les idées délirantes prédominantes se sont cristallisées en quelques mouvements stéréotypés, où nous verrons seulement une preuve des rapports étroits qui existent entre l'imagination et l'activité motrice.

OBSERVATION XIV (Personnelle)

Paralysie générale à longue évolution. — Régression de l'imagination délirante qui, d'abord créatrice, mobile et incohérente, devient exclusivement reproductrice, automatique et stéréotypée.

P..., officier, est entré à Charenton le 10 septembre 1903 âgé de quarante-quatre ans.

Le certificat d'admission signale « des idées de grandeur, de jalousie et de persécution, une diminution sensible du sens moral, des impulsions et des violences », et porte le diagnostic de paralysie générale.

Ce diagnostic est confirmé par l'examen du malade à l'arrivée : on constate des troubles somatiques (réflexes vifs, inégalité pupillaire, signe d'Argyll, dysarthrie, hyperlymphocytose). D'ailleurs, P... dit avoir contracté la syphilis à vingt ans, et présente une cicatrice de gomme spécifique à la cuisse droite.

Depuis son entrée jusqu'au début de 1911, P... exprime, lorsqu'on l'interroge, des idées de grandeur et de persécution, accuse même des hallucinations auditives et gustatives; mais son imagination est impuissante à systématiser un délire cohérent autour de ces phénomènes.

Le malade se prétend fils de Dieu ; son père supposé, un sapeur-pompier, se trouvait être une femme en réalité, « et il en est ainsi, ajoute-il, pour beaucoup d'hommes, et même d'officiers ; mes deux lieutenants et mon commandant étaient des femmes déguisées en hommes ». Enfant, il eut tous les prix et sortit le premier de toutes les écoles. Il est actuellement général divisionnaire, vient d'être décoré après vingt-trois ans de service et sera maréchal de France. Ce titre lui fut promis par Louis XIV qui est ressuscité et vit dans une ville au centre de la terre. La phrase suivante notée le 7 juin 1906 exprime bien le caractère automatique et incohérent de ses combinaisons imaginatives : « Dieu va venir me chercher dans une baignoire et fera grossir ma figure comme celle de la bonne que je dois épouser ! » Il est content de sa physionomie qu'il détaille avec complaisance. Il s'exhibe en public. Il parle de sa grosse fortune, et quand on lui demande des explications, il raconte avoir placé 300 francs d'économies lorsqu'il était sergent-major, et que cela lui rapporte 100 o/o. Il a d'ailleurs un billet de loterie qui gagnera 250.000 francs. Il a l'intention d'épouser sa sœur parce que c'est bien mieux ! Il dit « nous » en parlant de lui, parce qu'il est apparenté avec Dieu. A ces idées de satisfaction et de grandeur, à ces projets optimistes et absurdes, se substituent parfois de vagues idées hypocondriaques et de persécution en partie basées sur des troubles cénesthésiques. Il se plaint fréquemment du goût spécial qu'ont ses aliments, et de picotements qu'il éprouve dans la tête ; il accuse sa femme et ses amis d'avoir essayé de l'empoisonner. D'ailleurs, il les entend la nuit parler par téléphone d'empoisonnement et d'assassinat : ce sont toujours « des voix de femmes » qu'il entend et il y en a des milliards qui lui en veulent ! « Ces personnes possèdent toutes des doublures qui sont pleines de porte-monnaie ; elles ont dans leur tête des bagues, des bracelets ; elles n'ont pas de cheveux, mais des perruques, et portent un masque de carton pour cacher leur acte de naissance imprimé sur leur figure, mais il les connaît bien ! C'est Hélène qui les dirige !... »

Ici les hallucinations ne paraissent pas douteuses, mais on peut voir qu'elles sont particulières aux idées de persécution, tandis que le malade n'étaie jamais ses idées mégalomaniaques sur le moindre trouble hallucinatoire ou cénesthésique.

Une ou deux fois l'on note chez P... quelques essais d'interprétation. Les initiales M. C. sur les casquettes des infirmiers lui font penser qu'il est ici à la maison de « Martin Clin ».

Ces idées délirantes et absurdes se retrouvent à peu près les mêmes à chaque nouvel interrogatoire du malade jusqu'à la fin de 1910. Actuellement, chez P..., l'absence de toute imagination créatrice contraste étrangement avec l'exaltation de sa mémoire imaginative ou imagination reproductrice. Toutefois celle-ci ne porte que sur les faits relativement anciens, car le malade présente une véritable amnésie de fixation depuis le début de sa maladie. Incapable de conserver le souvenir des faits les plus récents, P..., dès qu'on l'interroge sur sa jeunesse ou son enfance, ne tarit plus de récits pleins de détails descriptifs et de nombres toujours fort vraisemblables. Il donne les dates exactes de la mort de ses parents et des moindres événements de sa vie, raconte ses débuts dans la carrière militaire, les différents déplacements de ses régiments, donne le nom de tous ses anciens camarades, et jusqu'au numéro matricule de ses armes successives. Il décrit ses différents costumes militaires avec un luxe de détails qui montre bien l'intégrité de sa mémoire imaginative. Mais le jeu de celle-ci se manifeste sous forme de rêveries suivant un mécanisme automatique invariable, dans lequel on ne saurait intervenir sans provoquer un arrêt total, ou une orientation toute différente des associations d'idées. Les souvenirs sont toujours débités avec leurs détails les plus insignifiants et dans le même ordre, sur un ton de récitation monotone, sans la moindre inflexion de voix et sans qu'une variation de physionomie quelconque traduise une émotion chez le malade. D'ailleurs sa vie affective paraît avoir entièrement sombré dans un vague état d'euphorie passive et béate. P... accepte son internement avec la plus complète indifférence, il ne s'inquiète jamais des siens ; toujours raide et cambré, très correct dans sa tenue, il se soumet très ponctuellement à la discipline de la maison, et la puérilité de son attitude et de ses gestes donne bien la mesure de son niveau mental très diminué.

OBSERVATION XV (Personnelle)

Automatisme de l'imagination combinatrice ou mieux automatisme d'association aboutissant à un délire d'imagination avec idées mégalomaniaques de création cosmogénique, d'éternité, de divinité, etc.

L..., soixante et un ans, employé retraité, entre à Charenton le 1er mars 1911 pour « surexcitation nerveuse et affaiblissement intellectuel symptomatiques de paralysie générale » (certificat d'admission).

Les antécédents familiaux et personnels du malade sont sans intérêt.

Les troubles mentaux auraient débuté il y a six semaines environ. Assez brusquement et sans raison plausible, le malade abandonne deux habitudes vieilles de quarante ans : le cigare et les parties de cartes. Il mange beaucoup et goulûment, transpire abondamment, accuse des bouffées de chaleur. En dépit de ces troubles et de quelques lacunes de la mémoire, L... se montre nettement euphorique ; il croit se sentir rajeuni, expose des projets de constructions et de transformations, se livre à des achats inutiles et inconsidérés, exprime des idées délirantes de richesse : toutes réactions qui justifient son internement.

Examiné le lendemain de son entrée, le malade présente des troubles somatiques (tremblement des lèvres, de la langue et des paupières, mobilité du regard, tremblement léger de la parole et de l'écriture, inégalité pupillaire, faiblesse de réaction à la lumière, diminution des réflexes en général) qui plaident en faveur d'une paralysie générale au début.

Nous notons d'ailleurs un certain degré d'affaiblissement intellectuel surtout caractérisé par des troubles du jugement. Sa tenue est correcte ; il est parfaitement orienté et il réclame contre son internement ; mais il ne cherche pas à expliquer cet internement d'une façon plausible ; il ne manifeste ni animosité ni rancune contre les personnes qui l'ont amené ici et qu'il connaît cependant. Il s'est laissé prendre de façon puérile à la comédie préparée pour son internement, et il pense qu'on le retient ici par erreur, à la place de sa femme devenue folle. Il est anormal de lui voir conserver des idées de satisfaction et de suffisance après le mauvais tour dont il se croit la victime.

L... détaille avec prolixité sa fortune, ses amitiés et ses projets, mais il n'exprime à ce propos aucune idée qui paraisse franchement délirante. Cet état persiste durant une semaine environ. L... s'améliore même au point de reconnaître qu'il est un peu fatigué, que son langage et ses écrits sont « exagérés », et qu'il doit se reposer quelque temps.

Dès la deuxième semaine, et en deux ou trois jours, nous voyons s'installer un état de confusion mentale aiguë avec agitation, illusions, hallucinations auditives et gustatives, idées délirantes mobiles et contradictoires, qu'il est impossible de coordonner en un système même grossier. A deux ou trois reprises L... tente devant nous l'exposé d'un délire métaphysique et cosmogonique, mais il s'arrête après deux ou trois phrases incohérentes ; ou bien il nous accueille au moment de la visite par des affirmations sans commentaires, telles que : « Pour le moment, je suis le roi de la misère, mais dans une heure je serai votre maître à tous. » D'ailleurs, le malade se montre vis-à-vis de nous menaçant et grossier.

Cet état d'hostilité et de confusion se prolonge jusqu'aux premiers mois de 1912, époque où commence une phase nouvelle ; le malade se montre alors moins prolixe et moins agité, et s'adapte peu à peu au régime de la maison ; s'il émet encore quelques idées de persécution, il semble toujours les rapporter au passé et les exprime sans amertume. Il n'accuse ni hallucinations, ni idée d'influence extérieure. Toutefois, il a conservé de ses violentes réactions antérieures une certaine irritabilité d'humeur. Parfois il se fâche d'une question insignifiante et refuse de nous répondre, d'où certaines lacunes de notre observation, qui n'en reste pas moins intéressante, car elle nous montre une forme particulière d'activité imaginative, un jeu d'associations d'idées purement automatiques, aboutissant à créer des combinaisons nouvelles, en d'autres termes un véritable *automatisme de l'imagination créatrice*.

Nous trouvons le malade tantôt somnolent dans un fauteuil, tantôt parcourant les salles de repos d'un pas égal et majestueux ; il débite alors de longues tirades d'une voix monotone, qu'il s'efforce parfois de rendre tonitruante, tandis que son bras droit scande les phrases d'un geste sec et stéréotypé. Lorsque L... cesse de parler, un mot suffit à déclancher une nouvelle suite de phrases enchaînées par des associations généralement verbales, et traduisant un délire mégalomaniaque, énorme et incohérent, de contenu cosmogonico-religieux comme l'indiquent les passages suivants écrits, pour ainsi dire, sous la dictée du malade.

L... se dit « le créateur des mondes; il fait des piles de monde par milliards de... quinquilliards de plantation... » Enflant la voix pour la rendre terrible et grave, il fait le geste de semer des mondes. « A chaque signe que je fais, à chaque appel, les mondes sont encerclés par les cercles diamantés des étoiles. Je prends mon cercle méridional et je le lance à travers tous les mondes. Les doubles limites lancées avec le cercle forment les couches de tous nos mondes. Il y a des limites méridionales de nouveaux mondes arrondis à chaque appel. J'ai fait des mondes arrondis dans toute la mer. J'ai fait des milliards de rivières et de fleuves pleins de sang et de diamants qui vont se jeter à la mer dans le Cotentin. En ce moment, en vous parlant, je fais des milliards, quintilliards et sextilliards de mondes doublés de colonnes centrales. Pour cela, je prends des pâtés de terre végétale, j'en fais des tas dans mes mains et j'en double toutes les limites, qui sont, je le répète, la doublure de tous les mondes. Il y pousse des herbes, des stramoines, des luzernes; avec ma faux, je coupe tout. Je fais des bottes arrondies que je rentre en mes greniers. Il y a dans les couches des mondes des ouvertures doublées de rivières et de chemins de fer pour faire entrer les animaux. Je prends des petits d'animaux; je prends dans mes bras des milliards et des quintilliards de paires de bœufs, et je les mets dans les champs que je viens de créer. Tous les animaux entrent à chaque appel depuis la petite souris jusqu'au gros bœuf. Ils trouvent de la nourriture, du grain et de l'herbe partout. Les petits veaux trouvent en arrivant des marmitées de pommes de terre écrasées. Les petits moutons, les petits veaux poussent très vite, car ils sont doublés de bonne nourriture. Tous vivent en braves camarades: veaux, sangliers, canards, poules d'eau, coucous avec des brassées de rossignols plein tous nos arbres, des bouvreuils aux plumes magnifiques, etc. Le lait de nos vaches est si gras, que sitôt tiré, il est beurre et saute dans des paniers de métal que je fais.

» C'est moi qui ai bâti tout Paris et toutes les cathédrales ; j'étais maçon et le suis encore de tout le monde. J'ai mis dans toutes les communes de France la ville de Paris ; les villes d'Allemagne sont dans tout le monde de Paris. Tout cela au Maroc, grand comme l'Allemagne. Dans Paris, j'ai mis mille arcs de triomphe doublés, entourés de tous nos hôtels Terminus en face les uns des autres.

» J'ai des étoiles plein le corps : tout le monde les a vues sortir ; quand elles sortent de mon corps et des colonnes centrales, je prends des paquets de terre végétale que je mets dedans. Ces paquets, je les prends par la pensée et je remplis les étoiles jusqu'au bout du monde. J'ai dans mes mains tous mes organes ; à chaque appel, des veines et des nerfs rentrent dans mon corps. Votre corps est tout entier à moi. Ces veines se gonflent de nouvelles veines, de sang et de sardines à chaque appel. C'est la Providence qui double mon corps avec ça ; elle choisit les sardines parce que ce n'est que du sang et de la viande ; le sang et les sardines sont dans les airs et tout ça se double ; sur ma tête, vous pouvez voir le torrent de sang qui coule sur mon cœur, etc.

» Je porte à mon derrière un pot dans lequel se trouve mon argent avec des montres qui marchent pour toujours ; je vous y mettrai tous les deux. Entendez-vous sauter l'argent ? dit-il en exécutant plusieurs sauts qui agitent les sous de sa poche. Un jour, C... contournant le calorifère de la salle où il se trouve, dit, en le regardant : « ce poêle est en » or; il n'est pas comme vous le voyez... »; et cette phrase montre assez bien que son délire n'est pas le résultat d'une erreur sensorielle (hallucination) ou d'un raisonnement faux (interprétation), mais provient d'une croyance erronée purement imaginative. »

Il est inutile de souligner l'énormité, le fantastique et le grotesque d'une imagination si diffluente, génératrice d'idées de création, d'éternité et de divinité.

Remarquons seulement que cette incohérence ne va pas sans une sorte de coordination voilée subconsciente ; le délire du malade suivant, dans un ordre plus ou moins logique, les diverses étapes d'une création imaginative depuis l'origine des mondes célestes jusqu'à la physiologie humaine, en passant par la faune et la flore terrestres.

Mais, avant tout, ce délire est dominé par un automatisme psychologique presque exclusif. Le jeu des associations du malade se déclanche spontanément ou par l'effet d'une légère excitation périphérique telle qu'une parole, un salut échangé. Puis il se déroule monotone et, régulier déterminé par des ressemblances verbo-motrices entre les premiers mots d'une phrase et les derniers de la phrase précédente.

D'ailleurs, il convient de rapprocher cet automatisme psychique des phénomènes d'automatisme moteur que présente L... (tics ou mouvements stéréotypés des lèvres et de la main droite), le malade tapote continuellement sur ses lèvres tremblantes, disant qu'elles ne sont pas « conformes à la vérité ».

Quant au fonds intellectuel, si la tenue reste correcte, l'attention est à peine excitable, la mémoire est très défectueuse; il y a inhibition complète des facultés supérieures de jugement et de raisonnement; l'affectivité très diminuée se limite à peu près exclusivement aux manifestations égocentriques, et le délire ci-dessus montre assez combien la personnalité de L... est troublée.

OBSERVATION XVI (Personnelle)

Début par délire expansif d'imagination, puis automatisme psychique, psycho-moteur et psycho-sensoriel. — Hallucinations avec exaltation persistante de l'imagination auditive et musicale.

B..., cinquante-deux ans, employé de commerce, entre à Charenton le 12 janvier 1911 pour « paralysie générale avec affaiblissement intellectuel, idées délirantes multiples et incohérentes relatives à l'exagération de la personnalité ».

Antécédents familiaux sans intérêt.

Syphilis en 1902. Quelques excès alcooliques.

Il y a trois ans, ictus suivi de troubles de la parole, de

rires et pleurs spasmodiques. Amélioration suffisante pour lui permettre de reprendre son travail deux mois après.

Depuis lors se montrait néanmoins plus euphorique qu'autrefois, perdait un peu la mémoire.

Il y a un mois, s'est mis à exprimer des idées de satisfaction et de puissance ; s'est découvert tout à coup des aptitudes spéciales pour le dessin et la musique; et il parle de s'engager au café-concert où il gagnera une grosse fortune, etc...Aurait des hallucinations visuelles et auditives depuis dix jours : voyait et entendait des esprits qui le poursuivaient ou agissaient sur lui.

A son arrivée ici. B..., présente tous les signes somatiques d'une paralysie générale en pleine évolution.

Au point de vue psychique, il est difficile d'apprécier le niveau intellectuel du malade qui se refuse à tout interrogatoire, disant qu'il ne peut rien dire, qu'on l'empêche de parler. Il se montre alors nettement halluciné, passe son temps à converser avec des voix qui viennent d'en haut ; quand on lui parle, on le distrait de ses hallucinations, ce qui provoque son mécontentement. Rapidement, il n'est plus à la conversation et, si on insiste, il se fâche.

Interrogé deux mois plus tard, il manifeste les mêmes phénomènes d'arrêt de la pensée, mais quand on insiste et qu'on attend, on obtient de lui cependant quelques explications suffisantes pour apprécier combien l'automatisme imaginatif, sensoriel, et moteur domine sa vie psychique. B.. raconte que « pour le guérir, son amie et la sainte Vierge lui envoient des bosses qui le forcent à dire, à entendre ou à faire telles et telles choses qui enlèveront ses mauvaises pensées ». Il a eu la bosse de l'imbécillité qui l'obligeait à dire des choses bêtes, grossières et paysannes, puis la bosse du dessin, celle de la poésie. Actuellement, il a la bosse de la musique et il peut entendre ou chanter devant nous une multitude d'airs variés : en ce moment, il entend *la Mascotte* ; puis il se met à improviser un air plein de réminiscences. Il chante faux, mais paraît avoir un riche répertoire de romances. « J'ai changé trois fois de bosse musicale. J'ai abîmé la première en jouant un air qui n'était pas dedans, la deuxième était une bosse de musique amusante : elle a transformé ma tête et fait pousser mes moustaches ! » Chaque fois que « la bosse marche », B... se livre à une mimique bucco-pharyngée de succion et de déglutition. Il émaille ses réponses de mots étrangers, espagnols, anglais, etc., sans rapport avec le reste de ses phrases. Brusquement, il s'écrie : « Je vous adore avec un jaune d'œuf ! » et s'en explique en disant que « la bosse de l'imbécillité lui est revenue ».

Prié de résoudre un problème, B... se met à dessiner des silhouettes à la manière des enfants, disant qu'il a aussi la bosse du dessin.

Cet automatisme psycho-sensoriel et moteur associé à une exaltation remarquable de l'imagination auditive, absorbe de plus en plus l'activité psychique du malade, dont l'attention et l'affectivité s'évanouissent bientôt complètement.

Jusqu'à la mort survenue par ictus, le 30 octobre 1911, B..., désormais incapable de fournir toute explication, gesticule et chante comme s'il dirigeait des orchestres invisibles.

OBSERVATION XVII (Personnelle)

Paralysie générale à forme délirante maniaco-dépressive, terminée par un délire stéréotypé à la fois imaginatif, psycho-moteur et psycho-sensoriel.

D.., cinquante-neuf ans, officier, entre à Charenton le 20 octobre 1910 pour « paralysie générale avec surexcitation, idées mégalomaniaques, achats inconsidérés ».

Le début de l'affection remonte à trois ans et fut marqué par de petits ictus avec perte de connaissance, à la suite desquels D... exprima des idées de jalousie. Très irritable et émotif depuis lors. Toutefois, les idées de jalousie ont fait bientôt place à des idées de richesse et de grandeur qui réalisent encore, à l'entrée du malade, un véritable délire mégalomaniaque à peu près exclusivement imaginatif. Il vient d'hériter de 800 millions et promet 300.000 francs à qui le guérira du bubon qu'il eut autrefois. Il énumère avec satisfaction les nombreuses campagnes qu'il a faites, et à ce propos raconte des aventures invraisemblables et fantastiques dont il a été le héros chez les Cafres en particulier. Par moment, toutefois, émergent quelques idées de jalousie et de persécution. D... se croit ici pour avoir frappé un certain monsieur qui voulait prendre sa femme.

Dès son entrée, le malade fait preuve d'un profond affaiblissement intellectuel : totalement désorienté, il a des troubles manifestes de l'attention, de la mémoire, du jugement et de l'affectivité. Ceux-ci ne font d'ailleurs que s'aggraver progressivement, au point qu'actuellement l'activité psychique spontanée de D... se réduit à quelques mouvements stéréotypés, dont il donne toujours la même explication invariable et confuse.

En dehors des heures de sommeil, D... assis sur son lit, se livre à une mimique lente et monotone; de sa main droite, il semble écarter des ennemis ou des obstacles imaginaires, tandis qu'entre ses lèvres il siffle doucement à intervalles réguliers. Interrogé sur les raisons de ces gestes, il dit qu'il repousse les Cafres qui viennent le violer. Il y en a partout autour de lui et autour de nous, et il les fait tomber avec sa main. Il les entend qui poussent des cris et le menacent. Au bout d'un moment, nous lui affirmons que tous ont disparu; il n'en continue pas moins, d'un air indifférent, ses gestes, toujours les mêmes, et nous dit qu'il doit défendre sa colonne parce qu'il vient toujours des ennemis. En dehors des interrogations, D... ne parle jamais spontanément et ne répond pas aux questions étrangères à son délire.

Il ne semble pas toujours facile de faire dans ces formes délirantes la part des hallucinations et de l'imagination pure. Et ceci constitue un premier caractère de différenciation avec les formes précédentes. Les délires affectifs et les délires de fabulation, en effet, ne troublent pas l'attention du malade au point de la rendre absolument inexcitable et inaccesssible à tout interrogatoire. Si l'automatisme psychologique a une part dans les deux premières formes de délires d'imagination, cette part n'est pas exclusive, puisque les idées délirantes ne surgissent pas d'abord spontanément, sans cause extérieure provocatrice, et ne se déroulent pas dans un ordre toujours uniforme et déterminé. D'ailleurs, ici, l'incohérence, l'énormité et l'absurdité du délire sont à leur maximum, et ne permettraient pas d'envisager un diagnostic d'excitation maniaque ou de simple fabulation presbyophrénique.

En réalité, chez nos derniers malades, l'imagination des idées a peu à peu fait place à l'imagination des mots, et cela justifie bien le vocable de délire d'association verbale automatique, comme synonyme de délire stéréotypé d'imagination.

CHAPITRE VII

OBSERVATIONS DE SYNTHÈSE

Nous avons eu la bonne fortune d'observer longuement un malade, chez qui l'évolution des troubles mentaux a réalisé successivement les principales variétés clinico-psychologiques que nous nous sommes efforcé de déterminer dans les délires d'imagination de la paralysie générale.

Nous rapporterons l'histoire de ce paralytique général, la rapprochant d'un cas plus ancien que nous devons à l'obligeance de M. le Dr Roger-Mignot ; et ces deux dernières observations constitueront comme un tableau d'ensemble, résumé des faits cliniques relatés ci-dessus.

OBSERVATION XVIII (Personnelle)

Paralytique général ayant présenté successivement depuis deux ans : 1° un délire d'imagination expansif mégalomaniaque, suivi d'agitation confusionnelle; 2° un délire de fabulation post-confusionnelle suivi de rémission partielle; 3° un délire automatique d'imagination d'abord reproductrice, puis créatrice, associé à divers phénomènes psycho-moteurs et psycho-sensoriels.

R..., quarante-six ans, officier, entre à Charenton le 7 juillet 1910, venant d'un asile de province où il était soigné depuis trois mois pour « paralysie générale avec agitation ».

Antécédents familiaux. — Mère mélancolique ; un beau-frère mort de paralysie générale.

Antécédents personnels. — Officier brillant, énergique, bien noté, sans anomalies de caractère, ni tendances mythomaniaques.

Pas de maladie aiguë. Pas d'habitudes alcooliques. Sa femme a fait une fausse couche. Syphilis non avouée.

Histoire de l'affection. — En juin 1909, R... fait une chute de cheval : pas de troubles mentaux, mais céphalée consécutive. En juillet, doit se reposer quelques jours à la suite d'une perte de connaissance, puis reprend son service et fait les manœuvres. En mars 1910, R..., se sentant un peu déprimé, obtient un congé de trois mois et bientôt, il entre dans une phase d'exaltation affective, sexuelle, motrice et surtout intellectuelle imaginative.

R... se montre presque subitement gai, exubérant, expansif ; prétend mieux sentir et comprendre les choses qu'autrefois ; expose à son entourage et à ses camarades de nombreux projets de réorganisation militaire et de défense nationale, etc., etc.

Il ne tarde pas à exprimer un véritable *délire expansif mégalomaniaque d'imagination.* Il se dit généralissime de toutes les armées, s'honore de décorations les plus recherchées, annonce qu'il va recevoir la visite du Président de la République, pour organiser la défense de l'Europe, et combiner une alliance noire contre le péril jaune.

Il montre une excitation sexuelle anormale. Par moment, il devient exigeant, irritable et même violent pour sa femme et tous ceux qui essaient de discuter ou de contrecarrer ses projets. Ses violences et ses menaces font décider son internement le 23 avril 1910. Il semble, d'après les renseignements obtenus, que l'état mental de R.... ne s'est guère modifié depuis cette date jusqu'au 9 juillet 1910, date de son entrée à la maison de Charenton.

A ce moment, le malade se trouve dans un état de confusion mentale avec hallucinations, illusions, agitation et violence qui rend impossible tout examen psychique approfondi. On se borne à constater chez lui les troubles somatiques de la paralysie générale : rotuliens vifs, inégalité pupillaire, myosis avec absence de réaction à la lumière, hyperlymphocytose rachidienne. Il faut noter aussi l'état d'extrême maigreur et de profonde déchéance physique du malade, qui présente même à son arrivée une large eschare sacrée.

Cet état de confusion mentale se prolonge environ huit mois, au cours desquels le malade fait plusieurs accès de sitiophobie (alimentation à la sonde œsophagienne) et plusieurs attaques syncopales. Il a même une cystite aiguë qui guérit par des lavages vésicaux.

Mars 1911. — L'état physique du malade s'est sensiblement amélioré et R... semble sortir peu à peu de sa confusion mentale. Son agitation s'atténue. Il se montre moins violent, son attention redevient excitable, et il se prête volontiers à une longue conversation avec nous. Nous constatons alors qu'il a conservé une mémoire des faits antérieurs au début de sa maladie, puisqu'il nous décrit avec précision les différentes phases de sa vie, et nous donne les noms d'un grand nombre de ses camarades; mais la lacune commence en 1909, date que nous avons assignée à l'éclosion de sa paralysie générale. Il ne se souvient pas avoir fait de chute de cheval, ignore son premier internement, et tout ce qui s'est produit jusqu'il y a quelques semaines. Toutefois, il comble ce vide au moyen d'un délire de grandeur et de persécution, reliquat probable des hallucinations et phénomènes cénesthésiques de sa période confusionnelle et qu'il expose ainsi qu'il suit :

« J'ai dans le cerveau, que je viens de participer à la lutte de deux partis ennemis : les Ions et les Arvernes ! J'étais le chef des Ions et mon bureau était place de la République. C'était un bureau politique qui devait fonder des empires. Vous, vous êtes les Arvernes, vous m'avez fait prisonnier et vous me faites passer pour fou. Votre parti m'a injecté la syphilis; vous m'avez abîmé le cerveau; vous avez fait passer en moi plusieurs personnalités; mais maintenant je suis redevenu moi-même. Je ne suis pas R...., mais R... de Cahussac ! »

De l'examen psychique, il résulte que le malade ne présente pas actuellement d'hallucinations, mais que son imagination brode sur les phénomènes hallucinatoires ou cénesthésiques de sa période confusionnelle. A côté de l'amnésie de fixation et de la fabulation, il présente de la désorientation et des illusions de fausse reconnaissance. Son état affectif, ne semble guère en rapport avec le délire exprimé qui se rapproche ainsi, à notre avis, des délires à prédominance de perturbations intellectuelles ou *délires de fabulation.*

D'ailleurs, ces idées délirantes ne retiennent pas très longtemps la croyance du malade, qui semble ressaisir peu à peu sa personnalité et ses facultés purement intellectuelles (attention, orientation, mémoire, jugement), réalisant un état *de rémission* psychique partielle assez net. De mai 1911 à mars 1912, R... se montre habituellement calme, participe à la vie et aux distractions des pensionnaires orientés et lucides, passe de longues heures à la bibliothèque, lisant avec attention des ouvrages sérieux, rédigeant l'histoire de sa vie ou des rapports techniques assez rigoureux, écrivant aux siens de longues lettres, etc. Toutefois, il présente encore au point de vue affectif des variations brusques d'humeur véritablement extraordinaires et anormales. Le plus souvent satisfait et exubérant, il admire toutes les choses qui l'entourent et nous félicite avec effusion de l'avoir tiré de la grave maladie qu'il vient de faire ; mais quelquefois il nous aborde avec une mimique farouche réclamant sa sortie immédiate, menaçant de nous tuer, ainsi que sa femme, s'il n'est pas libéré le soir même, parlant de divorcer, écrivant à sa famille des lettres indignées.

Ces brusques alternatives d'euphorie et de dépression toutes spontanées, se succédant avec une certaine régularité, et sur lesquelles tous nos raisonnements n'ont aucune prise, nous semblent être déjà les premières manifestations, dans la sphère affective, d'un automatisme que nous allons voir maintenant prédominer dans les activités imaginative, motrice et sensorielle du malade.

Au début de mars 1912, R... se montre brusquement plus troublé, plus ressasseur des mêmes histoires, et surtout plus violent. La mobilité de l'humeur reste extrême. D'un instant à l'autre, le malade est bienveillant, puis agressif et grossier. A deux reprises différentes, il frappe impulsivement un infirmier. Le 1er mars, il se précipite tête baissée contre une colonne et se blesse à la tête. Il n'admet plus qu'on le retienne ici parce qu'il n'est pas malade. Sa mémoire est parfaite et, pour le prouver, il raconte avec détails les faits de sa vie passée. « Je n'ai, dit-il, qu'à fermer les yeux, pour voir défiler devant moi, à la manière d'un cinématographe, les faits passés, les endroits où j'ai vécu, la place des objets. Je n'ai pas seulement des souvenirs visuels intenses, mes souvenirs auditifs sont de même conservés. Je puis réveiller le souvenir de toutes les partitions que j'ai connues autrefois. »

C'est bien là une exaltation de l'imagination reproductrice dont l'automatisme s'affirme par le rapprochement que le malade établit lui-même entre la succession de ses souvenirs et celle des images cinématographiques. Cette exaltation intellectuelle automatique ne tarde pas, d'ailleurs, à s'écarter de la réalité, et à constituer une sorte de délire d'imagination stéréotypé ou délire d'associations verbales aussi incohérentes qu'irréductibles.

Presque continuellement agité à l'état de veille, le malade passe toujours par de brusques alternatives de bienveillance et de fureur; il émet avec conviction, d'une voix forte et tonitruante, les idées les plus délirantes. Les combinaisons automatiques de son imagination créatrice varient un peu suivant la personne ou le fait extérieur qui les provoque. Notre présence lui rappelle d'abord les sondages vésicaux que nous avons autrefois pratiqués sur lui, et il s'écrie

« Voilà mon sauveur ! Tu m'as fait une opération si terrible, si difficile que moi, Dieu, je n'aurais jamais pu la faire ! » Et il passe aussitôt à l'expression d'idées généralement mégalomaniaques : « Je ne suis plus le capitaine R..., mais Dieu lui-même qui s'est fait prince impérial, puis prince royal. J'ai pour femme Vénus Androgyne et j'en ai plusieurs séries d'enfants. C'est toi mon fils de la deuxième série qui, par ton opération hélicoïdale, m'as amené à la jouissance, et m'as fait prince impérial. J'ai dans ma tête le cerveau de ma femme et une partie de ton cervelet. J'ai changé entièrement la constitution du corps humain : le foie, le péroné, le radius sont inutiles ; je les ai supprimés. On n'a besoin que d'un os dans chaque membre, d'un cerveau pour penser et d'un cervelet pour jouir ! »

Il continue par de longs éclats de rire puérils et démentiels et, tout à coup : « Je ne suis plus Dieu ni capitaine ! Je suis un tout petit sous-lieutenant, et toi tu auras le costume du Christ que l'on m'a donné à Compiègne après la guerre de 1870. As-tu les oreilles décollées et les doigts de ma race ? Oui. Demain, tu seras couronné à Reims ! » Puis, changeant d'idées et d'attitude aussi brusquement que tout à l'heure, il se frappe violemment la poitrine en disant : « Voilà votre Dieu ! Regardez ce corps ! C'est l'Apollon du Belvédère ! Vous avez fait ma femme, mais c'est moi qui ai fait ma fille puisqu'elle est encore dans mon sein ! »

Cet incohérent automatisme imaginatif s'accompagne fréquemment d'impulsions motrices et de phénomènes d'apparence nettement hallucinatoire. R... semble fréquemment tendre l'oreille à d'invisibles interlocuteurs ; il échange avec eux des conversations animées ; souvent il formule lui-même à haute voix les demandes et les réponses. Cet automatisme psycho-moteur s'exagère au point que le malade n'articule plus qu'une série de syllabes incompréhensibles où prédominent les consonnances dures et gutturales de certains mots allemands. Parfois R... chante ses phrases sous forme de grandioses mélopées, de sa voix encore bien timbrée.

Le fonds intellectuel du malade n'est pas seulement troublé, mais absolument inhibé. Il est incapable de lire, écrire et calculer. La désorientation est totale, les souvenirs complètement brouillés n'émergent à la conscience qu'à la faveur des associations incohérentes déjà signalées. L'affectivité se trouve réduite aux seuls instincts de nutrition et de reproduction, et la profonde désintégration de la personnalité suffit à montrer l'absence de toute activité de jugement et de synthèse ou auto-conduction.

Il reste que toute la vie psychique de R... se résout dans un *automatisme d'association* qui correspond bien à notre dernière forme de délire d'imagination.

D'ailleurs, le malade est en pleine phase terminale ou démentielle de sa paralysie générale.

OBSERVATION XIX

(Service de M. le Dr Royer-Mignot.)

Délire paralytique ayant évolué suivant quatre phases principales :

1° *Délire mégalomaniaque expansif de mécanisme surtout imaginatif, mais que le malade justifie grâce à des interprétations secondaires ;*

2° *Délire dépressif de persécution et de transformation physique basé en partie sur des hallucinations et des troubles cénesthésiques ;*

3° *Fabulation simple d'aventures ou événements passés, indépendante de toute activité émotive, avec désorientation, amnésie, illusions de fausse reconnaissance ;*

4° *Délire stéréotypé d'association automatique avec phénomènes concomitants d'automatisme moteur et sensoriel.*

C..., cinquante et un ans, inspecteur d'assurances, entre à Charenton le 4 juillet 1904 pour affaiblissement progressif des facultés intellectuelles, idées délirantes ambitieuses, hallucination auditives, actes puérils et extravagants, troubles pupillaires et paréto-ataxiques (certificat du Dr Legrain).

Antécédents familiaux. — Sans intérêt.

Antécédents personnels. — Né aux États-Unis, en Louisiane. Enfant d'apparence délicate, mais peu maladif. N'a eu que la rougeole.

De tempérament nerveux, de caractère vif et instable, a mené une vie agitée et s'est beaucoup amusé jusqu'à trente ans. Assez imaginatif et aventureux. Avait des maîtresses, même après son mariage.

Aurait eu la syphilis à seize ans, s'est bien soigné.

En 1898, C... fait de grosses pertes d'argent, et s'en montre fort affecté, néglige dès lors son travail et sa famille, n'a plus d'appétit sexuel.

En 1901, il perd sa place à la suite de quelques indélicatesses ; menace de tuer son directeur, puis se demande s'il devient fou.

Parti à Toulon, puis à Nice, ne peut trouver de travail ;

reste à la charge de son beau-frère ; fait de nouvelles pertes d'argent en 1904 ; et c'est alors que commence son délire.

Après une absence inexpliquée de douze jours, il rentre chez lui, épuisé, les vêtements en désordre, raconte qu'il est le frère de Carnegie le milliardaire, et qu'il doit hériter avec lui de la fortune du père Carnegie mort en 1903. Dans une lettre à sa femme, il expose ses idées délirantes, annonce qu'il sera directeur des mines de Tourris « montées en fil hélicoïdal pour ne pas abîmer la pierre par des coups de mine... » et signe « Em. C... (son vrai nom) pour deux ou trois jours encore »

Arrivé à Charenton le 3 juillet 1904, il reste jusqu'au 27 mai 1908, date de sa mort, et son observation minutieusement suivie nous le montre d'abord comme un paralytique général délirant à forme expansive.

Troubles somatiques. — Somatiquement, la paralysie générale de C... se manifeste par des troubles pupillaires (myosis, abolition du réflexe à la lumière, déformation de la pupille droite), des troubles réflexes (abolition des réflexes rotuliens, sans signe de Romberg), enfin des troubles de la parole, et de la lymphocytose du liquide céphalo-rachidien. Le malade, de taille élevée, est assez amaigri.

Première phase. — Au point de vue mental, pendant la première année de son séjour ici, de juillet 1904 à octobre 1905, C... présente un état d'excitation psychique avec délire de grandeur et de persécution avant tout imaginatif, mais auquel se surajoutent, à titre explicatif secondaire, des illusions et surtout des interprétations. Il raconte, de vive voix et par écrit, qu'aussitôt après sa naissance, il fut mis en nourrice par M. et Mme Carnegie, ses parents, chez M. et Mme C... « Il était convenu avec son père nourricier qu'il l'élèverait et le nourrirait. » Lorsqu'on lui demande les preuves de cette filiation, il répond que sa mère le lui a dit en mourant, et il invoque deux ou trois faits, probablement réels quant au fond, mais qu'il déforme et interprète, à sa manière :

1° Ce fait que M. C... père était homme de couleur et sa femme quarteronne ;

2° L'attitude d'un certain Dr D... qui, d'abord arrogant, s'était montré obséquieux vis-à-vis de lui après une explication secrète avec son père nourricier en 1872.

3° La réponse d'un employé du Crédit lyonnais à Nice disant « qu'il ne doutait pas de ses dires (quand il prétendait être un Carnegie), mais avait cependant besoin de pièces justificatives » ;

4° La visite enfin qu'il reçut ici du milliardaire Carnegie son frère, « un gros blond », qui, introduit dans la salle de billard, le salua, sourit, mais ne dit rien ; « il a vu que j'étais bien portant » (illusion). De plus, C... raconte qu'à Nice tout le monde l'appelait Carnegie.

Mais ce sont là des illusions et des interprétations rétrospectives assez particulières, puisqu'elles ne sont fournies que sur demande, à titre d'explications plus ou moins spécieuses. Spontanément, le malade se borne à exprimer des idées de richesse et des projets extravagants purement imaginatifs. Il va partager avec son frère les 250 millions de l'héritage Carnegie. Placés à 3 o/o, ils rapportent 600 millions d'intérêt ; il laissera 600 millions à 3 o/o, et consacrera le reste au trust de l'acier avec intérêt de 5 o/o. Toutes ses sœurs sont rentières et très riches, sauf une qui travaille chez Lenthéric et à qui il abandonne 4 à 5 millions. Il dotera sa belle-sœur d'une rente viagère de 10.000 francs, et son neveu, qui a vingt-six ans, sera nommé directeur-gérant de la Banque Marcus.

Quant à lui, il se propose d'acheter à Nice pour 550.000 fr. la villa des Palmiers qui est toute en marbre blanc, et dans laquelle il cultivera des fleurs qui lui rapporteront 2.500.000 francs par an. Il effectuera pour une dizaine de mille francs de réparations et achètera une auto Richard-Brasier. Enfin, il donnera 150.000 francs à l'église du Perreux pour remercier Dieu de lui avoir fait parvenir une fortune au moment où il lui devenait difficile de travailler.

Cet état d'altruisme euphorique n'empêche pas C... d'avoir des idées de persécution : contre son beau-frère d'abord, à qui il reproche sa séquestration; contre sa femme ensuite, qu'il croit à Francfort-sur-le-Mein en train de faire la noce. Il fera constater le flagrant délit et demandera le divorce. Il expose ces faits en de nombreuses lettres à Carnegie, son frère, qui doit venir le faire sortir, puisque seul il a des droits sur lui.

A cette époque et en dépit des perturbations que nous venons de signaler, il semble que le fonds intellectuel de C... ne soit pas trop affaibli. Son attitude est correcte.

Il est à peu près orienté dans le temps et dans l'espace. Sa mémoire ni son attention ne paraissent diminuées. L'épreuve d'écriture et de calcul ne révèle qu'une certaine lenteur d'idéation. Telle est la première phase du délire paralytique de C... qui, par sa coexistence avec un état affectif généralement euphorique, la projection dans l'avenir des idées et des rêves exprimés, la persistance d'une mémoire bien conservée, et même partiellement exaltée, se rapproche bien des délires imaginatifs de notre premier groupe.

Deuxième phase. — En 1905, et pendant deux ou trois mois, sans qu'on puisse noter de modification bien sensible dans le fonds intellectuel que nous venons d'analyser, C... présente un état mélancolique et dépressif assez accusé, qui oriente son délire vers les idées hypocondriaques, les idées de négation et de culpabilité. Prié de raconter sa vie, il ne s'attache qu'aux souvenirs pénibles, étale complaisamment ses fautes et ses déboires. Il parle de sa syphilis contractée à seize ans; nous dit qu'il fut cassé de son grade de sergent, trois mois avant sa libération définitive; énumère les différentes places ou situations qu'il dut abandonner pour inconduite, impolitesse ou malhonnêteté. « Cela explique, ajoute-t-il, les mauvaises dispositions de mon beau-frère à mon égard. Il est probable que c'est ce dernier qui fait tourner la manivelle qui brûle tout ce que je mange, dessèche ma bouche, brûle ma tête, fait du bruit dans mes oreilles et me donne des secousses dans les membres. » Il n'est pas très affirmatif sur l'origine de ces troubles cénesthésiques, et sur l'identité de son persécuteur : cela vient comme de derrière son lit.

Il reconnaît d'ailleurs avoir fait des excès alcooliques, ce qui lui vaut des étourdissements. Le remède qu'on lui a donné, à la suite d'un de ces étourdissements, était trop fort, si bien qu'il n'a plus aujourd'hui ni foie, ni poumon, et qu'il peut mourir à la moindre émotion. Il écrit même un jour à sa femme et à sa sœur que les médecins ne lui donnent plus que deux heures de vie, et il les prie de réclamer son corps.

Quelque temps plus tard, il demande les poumons et le foie d'un homme fort et sain, de même taille que lui, pour remplacer son foie et ses poumons disparus. C'est une opération qui se fera dans deux ou trois jours. Il ne parle plus que tout à fait incidemment de l'héritage Carnegie, et déclare même un jour que Carnegie, décidément fou, vient de tuer sa femme d'un coup de poignard.

En résumé, pendant cette période, l'imagination de C... brode autour de certains troubles cénesthésiques, des conceptions délirantes plus ou moins extravagantes, mais de couleur nettement dépressive.

Il n'y a pas de modification appréciable dans les troubles somatiques.

Troisième phase. — Après environ quatre mois, cette dépression s'atténue au point d'amener le malade à un état d'indifférence et d'apathie émotionnelle presque absolue. L'affaiblissement psychique a évidemment progressé ; le malade est entré dans la période d'état de sa paralysie générale, et se présente à première vue comme un parfait dément ; mais dès qu'on l'interroge, on est surpris de l'entendre exprimer des idées délirantes multiples, absolument indépendantes de tout ton affectif, et se rapportant exclusivement au passé. Ce sont des idées de transformation corporelle, d'invention, d'aventures fantastiques, de grandeur et de richesse, que le malade affirme gratuitement, par un *mécanisme tout imaginatif*, sans les rapporter à un trouble hallucinatoire ou cénesthésique quelconque.

C... raconte que les médecins ont été obligés d'ouvrir son ventre et d'enlever, pour les remplacer, ses viscères qui étaient glacés. Il a failli mourir deux ou trois fois pendant l'opération et a été soigné à l'éther. On lui a donné un foie de colonial et il est obligé de boire du sirop comme les coloniaux. Il a de nouveaux poumons qu'il appelle des asperges à cause des arborisations. Son cœur est tout petit et grossit quand il du plaisir (par exemple, lorsqu'il parle de sa fiancée). *Il ne le voit pas, mais il le sait*. Tous ses viscères sont à gauche ; ils ne peuvent rester à droite. Du reste, les Américains, et les Carnegie en particulier, sont comme cela.

On a allongé son corps de 1 cm. 5.

On a également changé son crâne et son cerveau parce qu'il avait reçu un coup sur la tête. Son testicule était mort : il en a un tout neuf, et depuis lors a fait trois garçons, dont un de six ans. Il s'est aperçu de ce changement de testicule par ce fait d'avoir des garçons, alors qu'autrefois il n'avait que des filles : cela lui fait sept enfants.

Divorcé d'avec sa femme, une « gourgandine » à qui il fait 12.000 francs de rentes, il va se remarier avec une femme de vingt-huit ans. Quant à lui, il a quarante-deux ans, se sent très vert et possède une énorme fortune, ayant hérité des T... ses amis, plusieurs millions de dollars. De plus, il touche 900.000 francs à 1 million de commission pour les *skits*, espèce d'ascenseurs volants en acier et nickel inventés par un de ses ancêtres. Avec un skitz, on peut monter les escaliers, pénétrer partout, même dans les appartements. Cet appareil est proportionné à la taille des personnes. « C... a un skitz de 135 qui monte 4. » Devant le conducteur se trouve un tableau pour les routes et les boutons de manœuvre. Le « skitzer » doit monter dessus avant la mise en marche, sinon l'appareil « gresse » et la selle se referme. Dans les grandes villes, il faut monter à 1.800 mètres pour éviter les fils télégraphiques.

Avec un skitz, il va à des mariages princiers en Allemagne et en Autriche. Grâce à son skitz, il a sauvé la vie de l'empereur d'Allemagne et du tsar, qui allaient tomber dans un ravin à Berlin dans l'avenue des Tilleuls. Depuis, il est bien avec le tsar qui l'a nommé commandant du génie. Il va faire des manœuvres là-bas pour protéger des cotonneries contre les Japonais.

Il doit aller aussi chasser le tigre avec un « saucissenproschen ? », et un « colimaçon qui donne aux yeux une clairvoyance et une fixité extraordinaire ». Son œil devient alors irradiant et lui permet de voir les yeux du tigre, car il convient de faire entrer les balles par un œil et de les faire sortir par l'autre, après avoir fait le tour du cerveau. « Lorsque la femelle se présente, on lui dit qu'elle va avoir trop chaud, on enlève sa peau et l'on coupe ses griffes, puis on lui dit de s'en aller. On l'enterre ensuite profondément pour empêcher la vérole de se dissiper et l'on vend les griffes aux Chinois qui en font une soie très belle et très unie. Le tout est d'être calme et d'avoir l'œil. »

Il n'écrit plus à Carnegie et ne parle plus de lui : il en a assez car il est assez riche. Il a une propriété près de Vienne qui rapporte environ 2 millions. Il possède une mine d'acier fin qui l'intéresse comme « skitzer » ; le nickel lui est donné par le tsar. Il est distillateur à Grasse, fabrique du savon parfumé, des produits pharmaceutiques. Il a acheté de Mme Charcot la marque de l'eau de Botot. Il a une part de 500.000 francs dans une mine de charbon où l'on trouve aussi du salpêtre qu'il a l'intention de proposer comme poudre de guerre, etc.

Si nous ajoutons que le malade se montre absolument désorienté, qu'il a des troubles profonds de la mémoire (amnésie de fixation totale) et des illusions de fausse reconnaissance ; nous pourrons bien rapprocher la fabulation ci-dessus des délires imaginatifs de notre deuxième groupe. Nous avons déjà noté que cette fabulation, sans rapport avec le ton émotif du malade, avait apparu en même temps que la paralysie générale entrait dans sa période d'état.

Quatrième phase. — A la phase terminale, c'est-à-dire pendant l'année 1907 et les premiers mois de 1908, C... présente de nombreux phénomènes d'automatisme verbal, moteur et sensoriel, avec des caractères de spontanéité et d'incoercibilité qui en font de véritables stéréotypies. Le délire, tout à fait incohérent, absurde et contradictoire, ne se manifeste plus que sous forme d'associations verbales automatiques ou de verbigération. C... prononce des phrases comme celles-ci : « On me jette du cyanure et des barres de nickel prises dans la coque de Sumatra. » — « Je suis chancelier d'Angleterre, et je fais garder mon argent par les canaques de la reine de Trébizonde. » Le malade se livre fréquemment à une mimique très active, mais stéréotypée, criant, courant, sautant, lançant des appels, faisant des gestes toujours les mêmes ; quand on l'interroge, il raconte qu'il marque des tigres pour son ami Gérard : il lui en faut 27 paires ; il leur parle comme à nous ; mais il ne sait pas s'ils répondent. « Il y a deux routes ; les tigres arrivent ; galopent ; je leur dis : Ah ! c'est pour la marque que vous venez ? pour Gérard ? Bien, je vais vous marquer... Je les marque, et je les renvoie. Allez-vous-en jusqu'à la barrière ; quand Gérard viendra, on vous appellera. J'ai tué beaucoup de tigres et de panthères ; j'ai des millions de griffes de ces animaux qui servent à tisser la soie, etc. »

Cet automatisme prédominant, à la fois idéatif, verbal, moteur et sensoriel, rapproche bien C..., à ce moment, des malades de notre troisième groupe. Peu à peu, d'ailleurs, la démence progresse ; il survient une paralysie avec atrophie des muscles extenseurs du cou, et C... meurt d'une syncope le 27 mai 1908.

Pas d'autopsie.

En résumé, ces deux dernières observations nous ont présenté, dans leur succession normale, les trois formes clinico-psychologiques de nos délires paralytiques d'imagination. Le délire de R... et de C... d'abord *imaginatif*, *mégalomaniaque*, assez systématisé et lié à un état d'affectivité *expansive*, devient ensuite confusionnel ou dépressif et plus ou moins franchement hallucinatoire. A la période d'état de leur affection, ces malades présentent un délire de *fabulation simple*, surtout lié à des troubles de la mémoire, et où ne participe en rien la vie affective totalement inhibée ; à la phase terminale enfin, le délire, devenu purement *automatique et stéréotypé*, coexiste avec des phénomènes pseudo-hallucinatoires d'automatisme sensoriel et moteur.

On notera facilement la prédominance du mécanisme imaginatif dans les phases expansive, euphorique et mégalomaniaque de ces délires ; et la coexistence de troubles hallucinatoires et cénesthésiques avec leurs phases dépressives.

Mais ces malades sont aussi remarquables par l'incohérence, la mobilité et la variété de leurs idées délirantes. D'abord semblable aux persécuteurs familiaux décrits par le professeur Gilbert Ballet (6), ou aux interprétateurs filiaux de Sérieux et Capgras (161), C... (obs. XIX) présente ensuite successivement des idées de grandeur, de richesse, de persécution, d'invention, d'aventures fantastiques, de négation, d'énormité, sans préjudice de nombreuses conceptions aberrantes ou systématiques.

Ce polymorphisme incohérent, propre aux délires paralytiques, permettrait facilement, sans doute, de montrer comment nos trois formes clinico-psychologiques de délire imaginatif des paralytiques généraux se pénètrent souvent et se confondent. Mais nous n'avons pas voulu établir, à propos des délires paralytiques d'imagination, une classification rigide ; nous avons simplement tenté de préciser un peu leur évolution et leur nature. Ce travail nous a semblé plus agréable que facile, et nous voudrions qu'on soit indulgent, pour l'insuffisance des considérations qui vont suivre.

CHAPITRE VIII

CONSIDÉRATIONS CLINIQUES ET PSYCHOLOGIQUES

Nous en avons fini avec l'exposé des observations qui montrent suffisamment, à notre avis, l'existence, sous des modalités diverses, du délire d'imagination dans la paralysie générale. Il nous reste à formuler maintenant les quelques considérations cliniques et psychologiques que nous avons faites à ce sujet.

Au point de vue clinique, si le caractère souvent imaginatif des délires paralytiques nous semble intéressant à signaler, nous n'avons pas la prétention d'apporter un nouvel élément de diagnostic dans une affection déjà riche en troubles psychiques et somatiques plus constants et durables que le symptôme dont il est ici question. Aussi ne nous sommes-nous pas attardé à différencier ces délires des syndromes mentaux plus ou moins analogues tels que l'excitation maniaque, les délires polymorphes de dégénérés, les délires paranoïdes, la presbyophrénie, etc.

Mais l'évolution variable des délires d'imagination paralytiques autorise certaines conclusions pronostiques, pathogéniques et thérapeutiques que nous rapporterons brièvement.

Nous croyons pouvoir répartir nos délires en deux groupes évolutifs assez bien délimités : d'une part, les délires affectifs susceptibles d'une évolution assez rapide, souvent même de rémission, et que nous classerons parmi les délires aigus ou subaigus ; d'autre part, les délires de fabulation et les délires stéréotypés, presque toujours chroniques, et se manifestant à une phase de la paralysie générale où toute rémission psychique est improbable ou même impossible.

On devine l'intérêt pronostique d'une telle division qui permettrait au cours d'un délire affectif subaigu, survenu chez un paralytique général, de faire des réserves sur la possibilité d'une rémission, à moins qu'une agitation confusionnelle prédominante ne fasse craindre l'éclosion d'un délire aigu, plus souvent précurseur de mort.

De même, sans vouloir entrer dans les longues discussions pathogéniques (5, 69, etc.) soulevées à propos des délires paralytiques, il nous a semblé qu'à chacun des groupes évolutifs ci-dessus, devaient correspondre des perturbations anatomo-physiologiques différentes. Les délires paralytiques d'imagination affective seraient en rapports étroits avec des phénomènes d'intoxication exogène ou endogène (183, 185) ou des variations du système vasomoteur général et encéphalique (Klippel, 75, 76), tandis que nos deuxième et troisième catégories de délires paralytiques d'imagination comporteraient toujours un substratum de lésions anatomiques fixées dans la substance cérébrale plus ou moins diffusément sclérosée. Signalons, en passant, la rareté de l'alcoolisme parmi les antécédents de nos malades.

Cette même division, en deux catégories évolutives et pathogéniques, commande en quelque sorte deux thérapeutiques assez différentes vis-à-vis des paralytiques généraux qui présentent du délire d'imagination. On pourra s'efforcer d'enrayer l'évolution des phénomènes délirants du premier groupe, en instituant un traitement de désintoxication et de régulation vasomotrice au moyen de purgatifs, lavements, régime lacto-végétarien, injections de sérum, voire même abcès de fixation et révulsifs divers. Les délires paralytiques d'imagination fabulatrice ou stéréotypée ne sont justiciables que des mesures hygiéniques ordinaires et communes à tous les cas de paralysie générale (5, 69).

Mais quelle que soit la forme clinique ou évolutive qu'ils revêtent, les délires d'imagination paralytiques nécessitent, presque toujours, l'isolement et l'internement des malades chez lesquels ils se manifestent. On trouvera dans les traités classiques, ainsi que dans les thèses de Bonhomme (17) et de Meljac (108), des exemples nombreux de réactions dangereuses occasionnées par ces délires, soit au début de la paralysie générale, alors que le malade veut tenter de réaliser ses conceptions fantastiques ; soit à la période terminale où les impulsions automatiques se manifestent concurremment avec les idées délirantes stéréotypées ou les hallucinations.

*
* *

Au point de vue de la psychologie, tant normale que pathologique, les observations que nous avons rapportées peuvent contribuer à fixer certaines particularités intéressantes de l'imagination et du délire. Qu'il nous suffise de rappeler les caractères psychologiques généraux de nos délires, et de montrer sommairement les rapports qu'ils affectent avec l'affaiblissement psychique concomitant, la personnalité antérieure du sujet, les autres variétés de délires, enfin le jeu normal, physiologique en quelque sorte, de l'imagination non délirante.

Nous avons déjà noté que, chez nos paralytiques, seules les idées mégalomaniaques de grandeur, richesse, gloire, les idées d'inventions, de transformations sociales ou cosmogoniques, ou les idées de filiation illustre, étaient purement imaginatives. Cette prédominance des idées mégalomaniaques déjà signalée par MM. Dupré et Logre dans le contenu des délires d'imagination non symptomatiques, se trouve confirmée dans un article plus récent de Gonnet (59) et concorde bien avec les idées exprimées par Borel touchant les rapports du délire de grandeur avec la rêverie imaginative (18). Ici s'applique bien la phrase de Renan citée par Dupré : « L'imagination est encore plus proche parente du désir que de la crainte. » Cela n'empêche nullement les paralytiques délirants d'exprimer, concurremment avec leurs idées mégalomaniaques, des idées de persécution, des idées mélancoliques ou hypocondriaques, mais celles-ci sont toujours plus ou moins entachées de phénomènes hallucinatoires ou cénesthopathiques.

Nous avons indiqué plus haut les limites relativement étroites dans lesquelles se meut l'imagination délirante des paralytiques généraux, incapable de s'abstraire du domaine des faits matériels et des conceptions fortement égocentriques.

Nous n'insisterons pas sur la facilité d'invention, ainsi que sur l'abondance, la mobilité, l'absurdité, l'aspect contradictoire des idées, déjà minutieusement étudiés par divers auteurs dans les délires d'imagination non symptomatiques. Ces caractères sont poussés à l'extrême chez nos paralytiques délirants. Aussi la plupart des délires paralytiques sont-ils essentiellement asystématiques. Nous n'avons observé que deux cas de délires d'imaginations dont le contenu s'orientait vers une sorte de cohérence et de systématisation (obs. VI et XVIII) : encore les contradictions s'y rencontrent-elles fréquentes, et nous sommes loin de la belle tenue signalée par Gilbert-Ballet et Arnaud (9) dans un cas de délire systématisé de grandeur, sans affaiblissement intellectuels notable, chez un vieillard de quatre-vingts ans passés.

Ce défaut de systématisation, qui vient en partie

de l'abondance du délire, doit être aussi rapporté à l'affaiblissement psychique concomitant dont l'influence sur les délires de nos malades est toujours considérable. C'est que l'affaiblissement des paralytiques généraux ne nuit pas seulement à la cohésion de leurs délires ; il commande aussi en quelque sorte le contenu et l'aspect clinique de ces délires. Borel a formulé dans son article sur la rêverie et le délire de grandeur (*loc. cit.*), les lois de l'apparition progressive des diverses rêveries, suivant l'âge et les préoccupations habituelles des sujets observés ; d'après cet auteur, l'imagination passerait successivement des jeux et de l'activité motrice, aux idées de richesse et de luxe, puis aux rêveries de gloire, enfin aux idées altruistes, amoureuses, aux rêves de vie expansive et de courage, aux essais d'invention et de découverte. Or, il semble que, chez nos paralytiques généraux, l'affaiblissement psychique progressif prive le délire d'imagination de ces diverses idées, suivant un ordre absolument inverse ; tandis que dans nos premières observations dominent les idées d'inventions, les rêveries philanthropiques ou amoureuses ; dans les dernières, ne se trouvent que des idées de luxe ou de richesse, des idées de force ou de transformation physique. D'ailleurs, le puérilisme que nous avons maintes fois signalé comme symptôme associé aux délires paralytiques d'imagination traduit bien le degré de l'affaiblissement psychique concomitant ; à moins qu'on ne le considère, simplement, avec MM. Dupré et Logre, comme « un trouble de nature imaginative en vertu duquel, par une sorte de jeu systématique de l'esprit, le malade adopte le rôle de l'enfant et conforme ses sentiments, ses attitudes, ses actes et son langage à ceux du personnage qu'il représente (46) ».

Nous avons montré plus haut que la modalité de l'affaiblissement psychique suffit à changer l'aspect clinique du délire. C'était dire implicitement, que si l'affaiblissement psychique des paralytiques généraux reste global et progressif, il n'évolue pas d'une façon parallèle dans les trois sphères classiques de l'activité mentale. C'était montrer, en même temps, combien peu serait justifié le terme de démence, synonyme d'inertie psychique absolue, pour traduire les troubles mentaux de la paralysie générale avant sa période terminale.

Si les délires paralytiques d'imagination affectent avec l'affaiblissement psychique concomitant des rapports étroits d'influence réciproque, il ne semble pas en général qu'on doive attribuer l'éclosion de ces délires à des tendances mythomaniaques antérieures du malade qui les présente. Et ce fait écarte les délires d'imagination des paralytiques généraux du délire d'imagination essentiel ou isolé qui se présenterait généralement, selon Dupré et Logre, « comme l'exagération morbide de la mythomanie constitutionnelle du sujet ». La seule observation que nous ayons rapportée de délire d'imagination chez un paralytique général ancien mythomane, ne nous est pas personnelle ; et parmi nos propres malades de Charenton, nous n'en avons trouvé que trois (obs. III, VI, XVIII) chez qui les renseignements de l'entourage permettaient de soupçonner des tendances imaginatives ou mythomaniaques antérieures au délire. Aussi n'avons-nous presque jamais eu l'occasion de signaler chez nos paralytiques généraux délirants ce « mélange évident de sincérité et de simulation » que Dupré et Logre, ainsi que Gonnet, considèrent comme un caractère psychologique important des délires chroniques systématisés d'imagination. Bien mieux, nous avons souvent été surpris de ne pas observer la moindre conception délirante imaginative chez plusieurs de nos paralytiques généraux, dont le milieu social ou même la profession plus ou moins « artiste » avaient développé davantage l'imagination ou favorisé les goûts de rêverie. Tel peintre de talent, par exemple, observé depuis le début de sa paralysie générale, et déjà assez affaibli, borne son activité imaginative à faire quelques projets de vie calme et retirée, et à rendre avec assez d'exactitude les têtes, scènes ou dessins qui « tentent son pinceau ». C'est sans doute que « l'imagination se discipline d'elle-même par l'usage ; laissée sans emploi, elle devient digressive et divagante [Dugas (35)]. C'est aussi qu'il vaut mieux, selon M. Necker de Saussure, « exercer cette faculté que la contenir, et peut-être ne la contient-on que lorsqu'on l'exerce (116 *bis*). Il serait en tout cas intéressant d'appliquer à ces délires les conceptions nouvelles que proposent MM. Mignard et Petit dans une communication originale adressée au VIIe Congrès belge de Neurologie et Psychiâtrie, touchant les rapports des délires chroniques avec la personnalité (110).

Nous avons déjà noté, maintes fois, dans nos observations, à côté des conceptions purement imaginatives, la coexistence d'autres phénomènes délirants tels que hallucinations, interprétations, onirisme ; et il nous paraît intéressant de préciser un peu mieux les rapports qui relient entre elles ces diverses manifestations d'automatisme mental dans les délires paralytiques d'imagination. Seuls les délires affectifs à forme expansive nous ont généralement semblé de mécanisme purement imaginatif. Encore cela n'est-il vrai que dans la première phase de leur développement, alors que les malades interrogés peuvent affirmer le caractère tout intuitif de leurs conceptions (V. obs. III et IV). Plus tard, l'évolution fréquente de ces formes vers un état de confusion ou de délire aigu rend bien spécieux tout essai d'analyse psychologique. A ce moment, s'est développé un état d'onirisme type ou « délire de rêve » [Régis (136 *bis*) ; Mignard (109 *bis*)], avec ses erreurs sensorielles irréductibles (Taine 168), et son occlusion absolue à toute intervention extérieure et à tout interrogatoire.

Mais l'on ne connaît pas que des délires paralytiques mégalomaniaques : le paralytique général délirant qui vient d'exprimer des idées de grandeur, de richesse et de puissance, peut fort bien accuser en même temps ou ensuite des idées de persécution ou des idées hypocondriaques ; et ces dernières, il paraît les fonder presque toujours en partie sur des phénomènes interprétatifs, hallucinatoires ou cénesthésiques.

Remarquons d'abord la rareté et le caractère épisodique des interprétations délirantes chez nos paralytiques généraux. Nous n'en avons trouvé qu'un exemple assez typique parmi tous nos malades. Le paralytique général de l'observation XVIII, persécuteur familial, appuyait ses idées de filiation illustre sur des interprétations rétrospectives de faits plus ou moins anciens dans le passé. Mais nous avons noté, avec Dupré et Logre (*loc. cit.*), que « ses interprétations n'intervenaient qu'à titre accessoire, pour répondre aux objections qu'on lui faisait, et justifier sa croyance ; l'argumentation n'étant pas un besoin spontané de son esprit ; c'était une explication, non une interprétation vraie ». On pourrait en dire autant des interprétations qui semblent étayer certains délires hypocondriaques de nos malades ; mais ce qui reste au fond de ces derniers, ce sont des troubles cénesthopathiques, que nous allons rapprocher des phénomènes hallucinatoires susceptibles de coexister avec un délire d'imagination.

Nous avons vu certains paralytiques généraux persécutés ou hypocondriaques accuser des troubles d'apparence hallucinatoire ou cénesthésique ; de même, certains délires d'imagination stéréotypés s'accompagnent de manifestations d'automatisme psycho-sensoriel ou psycho-moteur, qui pourraient en imposer pour des hallucinations. Mais nous ne saurions admettre, avec Peyre (127), que presque tous les délires paralytiques dérivent d'hallucinations uniques ou multiples. Nous pensons, au contraire, que l'amnésie, la crédulité, la mythomanie de ces malades doivent faire suspecter l'authenticité des visions, des voix ou autres phénomènes de sensibilité externe ou interne qu'ils accusent. En réalité, malgré leur exaltation imaginative, nos paralytiques généraux ne parlent presque jamais spontanément de leurs troubles sensoriels et ne leur attribuent que rarement les caractères d'extériorité, de spécificité sensorielle, de soumission à une influence extérieure que comporte toute hallucination vraie. Et les phénomènes ci-dessus, assez analogues à certaines formes d'hallucinations psychiques [Baillarger (3); Marchand (101); Petit (125 *bis*)], nous semblent plutôt appartenir au groupe des *pseudo-hallucinations*, auquel Séglas (5), Hannion (60), Ducosté (34), Dheur (31) rattachent divers troubles psychopathologiques fréquents chez les paralytiques généraux, tels que rêveries et rêves, conversations imaginaires, récitations et mélopées, illusions de la mémoire, interprétations délirantes, hallucinations par suggestions, etc. Cela suffit à expliquer les divergences qui existent entre notre statistique sur la proportion des délires hallucinatoires dans la paralysie générale, et celles qui furent établies précédemment (V. Ducoste) (163), alors que l'attention n'avait pas encore été attirée sur les délires d'imagination. Néanmoins, il est entendu que les formes sensorielles de la paralysie générale décrites par Sérieux et Mignot (159), (160), restent en dehors des considérations précédentes, qui concernent seulement les troubles hallucinatoires que nous avons vu coexister avec les délires paralytiques d'imagination ; ces phénomènes ne survenant alors qu'à titre secondaire ou à titre explicatif, il est juste de dire, avec J. de Mathos, qu'il est des cas où « la conception délirante précède l'hallucination » (97), ou encore avec Chaslin qu'ici « la certitude naît avec le délire et prépare l'hallucination si elle est possible » (23).

Il serait facile, à notre avis, de montrer, même chez nos paralytiques, qu'en définitive, le délire d'imagination nous révèle mieux que les phénomènes hallucinatoires ou interprétatifs la nature propre de l'idée délirante, phénomène d'imagination et de croyance, bien plus que de perception et de raisonnement. L'hallucination, par exemple, est bien, comme le dit Gilbert-Ballet, « un véritable délire dans le sens le plus général du mot » ; mais c'est un délire complexe où, à la croyance spontanée ou conception imaginative délirante, s'ajoute un élément sensoriel de perception, et un jugement d'extériorisation ou d'influence étrangère. Nos malades, nous présentent au contraire, dans toute sa pureté, l'élément fondamental de tout délire, c'est-à-dire la croyance erronée purement imaginative et spontanée.

Aussi ne s'étonnera-t-on point qu'on ait fait souvent du terme imagination le synonyme de folie ou de délire. Pour Pascal, l'imagination est « une maîtresse d'erreur et de fausseté » ; La Fontaine en fait « la folle du logis » ; et, sans parler des rapports de causalité ou de coexistence qu'on a souvent tenté d'établir entre le génie et la folie (Lombroso), chacun connaît l'expression devenue classique de « délire poétique ».

Hâtons-nous de dire que les délires paralytiques rapportés plus haut sont les produits d'une activité imaginative très dégradée. On ne peut les rattacher qu'à la forme inférieure d'imagination créatrice, décrite par Ribot (142) sous le nom *d'imagination diffluente*. Encore est-ce à la seule variété *numérique* de ce mode imaginatif, qu'il faut comparer le goût exclusif pour les nombres fabuleux, qui donne aux délires paralytiques un faux air d'illimité et d'infini. En réalité, loin de revêtir la séduisante richesse imaginative de certains délires toxiques, d'opiomanes par exemple [Dupouy (37)], les délires paralytiques font toujours penser aux productions imaginatives des races primitives, des enfants, des sauvages et des foules. Les trois dessins de paralytiques généraux que nous avons rapportés (pp. 34 *bis* et 52 *bis* ressemblent, par bien des côtés, aux figures suggestives que publie G. Rouma dans son récent ouvrage sur le langage graphique de l'enfant (150).

Il manque même à l'imagination du paralytique général deux éléments qui ne font jamais complètement défaut chez l'enfant ou le primitif : je veux dire la faculté d'auto-critique ou d'auto-conduction [Toulouse et Mignard, (172)], et le jugement ou fonction du réel (Janet). C'est par les troubles de ces deux fonctions mentales que l'imagination du paralytique général devient véritablement délirante.

Chez nos malades, nous avons vu l'activité mentale se libérer peu à peu de ses éléments constitutifs, et se résoudre en un jeu tout automatique de la mémoire et de l'association des idées, les deux fonctions primordiales et le plus longuement persistantes de toute vie psychique. Alors « l'imagination déchaînée peut donner l'illusion de la force » ; et ce n'est qu'une « incontinence d'images liée à un état de misère à la fois physiologique et psychologique » [Dugas (35)].

Aussi bien l'imagination délirante des paralytiques généraux ne saurait être comparée à l'imagination normale où participe tout entière l'activité psychique. Cette dernière « est à la fois une et variée, et se rencontre non dans le rêve, l'hypnotisme et autres états morbides, mais dans la science, dans l'art, dans la poésie d'une vie harmonieuse » [Dugas (35)].

CONCLUSIONS

I. — La plupart des délires qui surviennent au cours de la paralysie générale doivent se ranger dans la classe des phénomènes psycho-pathologiques, que MM. Dupré et Logre ont proposé de désigner sous le nom de *délires d'imagination*.

II. — Les délires paralytiques d'imagination nous ont semblé pouvoir se répartir en trois groupes clinico-psychologiques assez tranchés, d'après la modalité des perturbations psychiques et de l'activité imaginative qui sont en jeu d'une part ; d'après la phase évolutive correspondante de la paralysie générale, et les destinées propres du délire d'autre part :

1° *Délires d'imagination créatrice*, touchant d'abord l'avenir puis le présent et le passé, nettement *dominés par un état d'exaltation ou de dépression affective*, se manifestant surtout au début de la paralysie générale, évoluant tantôt rapidement sous forme de délire subaigu ou aigu, avec possibilité de rémission ou de mort, tantôt lentement au contraire pour aboutir à l'une des formes suivantes ;

2° *Délires de fabulation* ou d'imagination reproductrice, portant sur des faits passés, indépendants de tout état affectif, mais liés à des troubles purement intellectuels (troubles du jugement, de la mémoire et de l'association des idées), apparaissant en général à la période d'état de la paralysie générale, et se prolongeant plus ou moins longtemps jusqu'à la mort, ou à leur transformation en stéréotypies délirantes ;

3° *Délire d'imagination stéréotypés*, dominés par un automatisme psycho-moteur exclusif avec ses caractères de spontanéité, de fatalité et de régularité monotone ; se déroulant dans un éternel présent, en dehors de toute notion de temps et de tout caractère affectif, pouvant se confondre ou coïncider avec des phénomènes hallucinatoires et impulsifs, et marquant toujours l'invasion de la période démentielle terminale de la paralysie générale.

III. — Ce sont les délires à prédominance affective de forme expansive qui réalisent les types les plus caractéristiques et les plus purs des délires paralytiques d'imagination ; les délires dépressifs se basent toujours en partie sur des phénomènes hallucinatoires ou cénesthésiques ; les délires de fabulation et surtout les délires stéréotypés d'imagination, difficiles à analyser, coexistent plus ou moins avec des manifestations d'automatisme psycho-moteur et psycho-sensoriel.

IV. — Nous rattachons au premier groupe les

délires paralytiques mythomaniaques, nettement en rapport avec des tendances imaginatives et fabulatrices antérieures du sujet ; mais les exemples nous en ont paru peu nombreux

V. — Le contenu des délires paralytiques d'imagination consiste principalement en idées mégalomaniaques de grandeur, richesse, puissance, gloire, divinité, qui sont le plus souvent mobiles, incohérentes, absurdes et contradictoires, en raison sans doute de l'affaiblissement psychique concomitant. Seuls les délires expansifs présentent quelque tendance à la systématisation.

VI. — Le classement de nos observations, suivant l'évolution régressive de l'imagination, permet en quelque sorte de préciser les éléments constituants de cette faculté complexe, à laquelle participent normalement toutes les autres activités mentales, et dont la première assise psychique est constituée par l'association des idées.

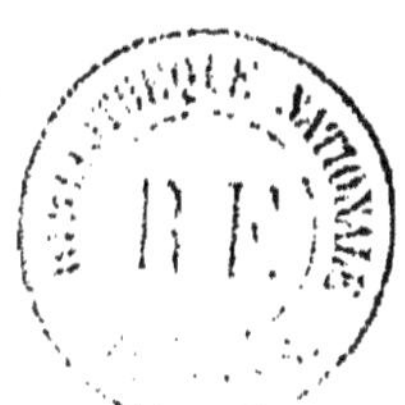

BIBLIOGRAPHIE

Principales abréviations: P. G. : paralysie générale; A. M. p. : Annales médico-psychologiques; Enc. : Encéphale; Th. : Thèse; Journ. psychol. : Journal de psychologie normale et pathologique; Rev. psych. : Revue de Psychiâtrie; Rev. Neur. : Revue neurologique.

1. ANTHEAUME et DROMARD. - Poésie et folie. Doin, 1908.

1 *bis*. ANTHEAUME et TREPSAT. — Délire d'imagination et psychose périodique (Enc., 10 sept. 1912).

2. ARRÉAT. — Mémoire et imagination. Alcan.

3. BAILLARGER. — Recherches sur les maladies mentales, 2e vol. Masson. Paris, 1890.

4. BALL et RITTI. — Article « Délire » du Dictionnaire encyclopédique de Dechambre, t. XXV, p. 316.

5. BALLET (Gilbert). — Traité de pathologie mentale.

6. — Leçons de clinique médicale, 1897 : les Persécuteurs familiaux. — Un cas d'hypermnésie.

7. — Des Intermissions au cours de la P. G. Évolution à type discontinu (Société de Psychiâtrie, juillet 1908. Enc., n° 7, 1908).

8. — Les Stéréotypies (Journ. des Praticiens, 28 mai 1910).

8 *bis*. — Le Langage intérieur. Alcan, 1886.

9. BALLET (Gilbert) et ARNAUD. — Délire systématisé de grandeur sans affaiblissement intellectuel notable chez un vieillard de quatre-vingts ans passés (A. m. p., mars 1895).

10. BALLET (Gilbert) et ROGUES DE FURSAC. — Article « Paralysie générale » in Traité de Médecine de Charcot-Bouchard-Brissaud, 2e éd., t. X.

11. Balzac. — La Recherche de l'Absolu.
12. Barlew. — Paralysie générale et crime (the Journal of Mental Science, juillet 1904).
13. Benon et Gelma. — Délires à éclipse chez les alcooliques (Société médico-psych., 27 avril 1908. A. m. p., n° 1, p. 78-87, juillet-août 1908).
14. Binet. — François de Curel (Année psychologique, 1894).
15. Binet et Simon. — Développement de l'intelligence chez les enfants (Ann. psychol., 1908).
16. — Nouvelle théorie de la démence (Ann. psychol., 1909).
17. Bonhomme. — Prétendue bienveillance ou le caractère des P. G. Th. de Paris, 1905.
18. Borel. — Rêverie et délire de grandeur (Journ. psychol., sept.-oct. 1909).
19. Brissot et Hamel. — Presbyophrénie et psychose de Korsakoff (Soc. clinique de médecine mentale, juill. 1910).
20. Burman. — Les Actes et le délire des P. G. (A. m. p., 1896).
21. Capgras et Terrien. — Délire d'imagination symptomatique d'une démence paranoïde (A. m. p., avril 1912).
22. Charpentier. — Les Intoxications et la P. G. (A. m. p., 1890).
23. Chaslin. — Rapports du délire avec les hallucinations (A. m. p., 1890).
24. — Séméiologie mentale. Paris, 1912.
25. Cotard. — De l'Origine psycho-sensorielle ou psychomotrice du délire (Soc. médico-psych., 28 mars 1887. Congrès 1889).
26. — Le Délire d'énormité (Soc. médico-psych., 26 mars 1888).
27. — Article « Hypocondrie » (Dict. encyclop. des Sc. méd.).
28. Baruk. — Les Hallucinations dans la P. G. Th. de Paris, 1894.

29. DELARRAS. — Du Délire des inventeurs. Th. de Bordeaux, 1900.

30. DEVAUX et LOGRE. — Amnésie et fabulation. Étude du syndrome « presbyophrénique » (Nouvelle Iconographie de la Sapêtrière, 1911).

31. DHEUR. — Les Hallucinations volontaires (Soc. des éditions scientifiques. Paris, 1899).

32. DROMARD. — L'Interprétation délirante (Journ. psychol., juillet-août 1910).

33. DUCOSTÉ. — Note sur les interprétations délirantes dans la P. G. (Revue de psychol., février 1907).

34. — Les Hallucinations dans la P. G. (Enc., 1907, t. I, p. 158).

35. DUGAS. — L'Imagination. Doin, 1903.

36. DUMAS. — La Logique d'un dément (Rev. phil., février 1908).

37. DUPOUY. — Les Opiomanes. Alcan, 1912.

— V. Roy.

38. DUPRÉ. — Traité de pathologie mentale. Article « Paralysie générale progressive », Doin, 1903.

39. — La Mythomanie (Bulletin méd., 25 mars-8 avril 1905).

40. — Manie intermittente et P. G. (Soc. Psychiâtrie, juin 1908, Enc., n° 7, 1908).

41. — Différences entre la démence paralytique et les autres démences (Congrès d'Amsterdam, 2-7 sept. 1907).

42. — Le Puérilisme (Congrès de Bruxelles, 1903).

43. DUPRÉ et CHARPENTIER. — Presbyophrénie et psychose Korsakoff (Enc., avril 1908 et février 1909).

44. DUPRÉ et CLÉRAMBAULT (DE). — Délire d'imagination (A. m. p., juillet-août 1911).

45. DUPRÉ et FROISSART. — Un cas de délire onirique (Enc., déc. 1908).

46. DUPRÉ et LOGRE. — Les Délires d'imagination (Congrès alién. et neurol. Bruxelles, Liège, août 1910. Enc., mars-avril-mai 1911).

47. Dupré et Nathan. — Le Langage musical. Paris. Alcan, 1901.
48. Falret. — Des Maladies mentales et des asiles d'aliénés. Paris, 1864.
49. Féré. — Essai sur l'amnésie traumatique isolée, 1885.
50. Ferenczi. — Un cas de P. G. paranoïaque (Centralblatt für Nervenheilkunde und Psychiâtrie, 15 avril 1901).
51. Fischer. — Sur les troubles généraux très marqués de la mémoire d'acquisition au début de la P. G. (Munchner Medizinische Wochenschrift, 1904).
52. Flournoy. — Des Indes à la planète Mars, 1900.
53. Fortineau. — Du Délire des grandeurs dans la P. G. Th. de Paris, 1872.
54. Garnier (P.). — La Folie à Paris, 1860.
55. Géniès. — Les Inventeurs. Th. de Bordeaux, 1908.
56. Germain (P.). — Les Vicissitudes du moi dans l'ivresse (Journ. psychol., juillet-août 1912).
57. Girma. — Les Hallucinations dans la P. G. Th. de Paris, 1881.
58. Gogol. — Les Mémoires d'un fou.
59. Gonnet. — Fabulation et délire systématique chronique (Gazette des hôpitaux, 1911, nos 106-107).
60. Hannion. — Les Pseudo-hallucinations de la P. G. (illusions, interprétations) (Union médicale du nord-est, 1895).
61. Hoffding. — Psychologie, imagination.
62. Ibsen. — Jean-Gabriel Borkmann.
63. Jacquin. — Les Syphilo-psychoses. Th. de Lyon, 1869.
64. Jallet. — Troubles psychiques au cours des périodes secondaire et tertiaire de la syphilis. Th. de Paris, 1902.
65. James (W.). — Psychologie (Essays).
66. Jamet. — Des Hallucinations dans la P. G. et de leurs rapports avec les lésions de la couche corticale sensorielle. Th. de Paris, 1902.
67. Janet. — L'Automatisme psychologique.

68. — Un cas de délire systématisé dans la P. G. (Journ. de psychol., juin 1906).

69. Joffroy et Roger-Mignot. — La Paralysie générale. Doin, 1910.

70. Joffroy et Gombault. — P. G. chez un sujet ayant présenté dix-huit ans auparavant du délire de persécution (Congrès international de Paris, 1900).

71. Joffroy et Pierret.— Pathogénie des P. G. par intoxication (Congrès de médecine mentale, 1891).

72. Jolly. — De l'Imagination dans ses rapports avec la philosophie et la médecine, p. 161 (A. m. p., 1874).

73. Juquelier. — Voir Vigouroux.

74. Keraval. — Article « Paralysie générale » dans la Pratique de la médecine mentale, 1 vol. Paris, 1901.

75. Klippel. — Délire et auto-intoxication hépat. (Rev. psych., 1897)

76. — Les Paralysies générales progressives (Arch. gén. de médecine, 1898, n° 6).

77. Klippel et Lefas. — Le Sang dans la P. G. et le tabes (Soc. de Biologie, 15 nov. 1902).

78. Klippel et Trenaunay. — Délires systém. de rêve à rêve (Rev. psych., 1900 et 1901).

79. Klippel et Lhermitte. — Les Démences. Anatomie pathologique et pathogénie (Rev. psych., déc. 1905).

80. Komarova (Mlle). — Sur le délire de rêve au point de vue étiologique Th. de Montpellier, 1904.

81. Kostyleff. — Mécanisme de l'imagination (la Grande revue, 1912).

82. — Le Mécanisme d'un génie poétique (V. Hugo) (Journ. psychol., juillet-août 1912).

83. Krœpelin. — Article « Dementia paralytica » (Psychiatrie Lehrbuch fur Aertzte und Studenten, 1900).

84. Krafft-Ebing. — Article « Démence paralytique » (Traité clinique de Psychiâtrie [traduct. française d'E. Laurent]. Paris, 1897).

85. Labbé. — Les Grands syndromes pathologiques (Presse médicale, 26 février 1908).

86. Laignel-Lavastine. — Voir Vigouroux.
87. Lalande. — Essai sur la pathogénie du délire dans la P. G. (A. m. p., janvier-février 1900).
88. Lasègue. — De la paralysie générale progressive Th. d'agrégation, 1853.
89. Lecalvé. — Le Vol au début de la P. G. Th. de Bordeaux, 1904.
90. Lefas. — Voir Klippel.
91. Legrand du Saulle. — Les Amnésies (Gaz. des Hôp., 1884).
92. Liautaud. — Du Délire des actes dans la P. G. Th. de Paris, 1908.
93. Libert. — Un cas de délire chronique d'imagination (A. m. p., juillet 1912).
94. Logre. — Voir Dupré.
95. Magnan. — Le Délire chronique.
96. Magnan et Sérieux. — La Paralysie générale Paris, 1894. Collection Léauté. Masson, in-8°.
97. Mathos (J. de). — Paranoïa. Lisbonne, 1898.
98. Marandon de Montyel. — De l'Évolution des états conscients étudiés chez les mêmes malades aux trois périodes de la P. G. (Gaz. hebdom. méd. et chirurg., août 1899).
99. Marchand (L.). — Manuel de méd. mentale.
99 *bis*. Marchand (L.). — Délire chronique mégalomaniaque et méningite chronique (Soc. anat. de Paris. Bull., p. 426, mai 1906).
100. Marchand (L.) et Doutrebente. — Un cas de P. G. à longue durée (A. m. p., sept. 1903).
101. Marchand (L.) et Olivier. — Délire chronique par hallucinations psychiques (Soc. méd. psych., 20 avril 1907).
102. Marchesi. — Les Idées de persécution dans la P. G. (Gazetta degli Ospedali e delle Cliniche, 7 mai 1899).
103. Marie (A.). — Le Musée de la folie (Je sais Tout, 15 oct. 1905).

104. MARIE (A.) et VIOLLET. — Suicide et P. G. (A. m. p., sept. 1904).

105. MARILLIER. — Préface à la traduction de Lang (Mytho-Ritual and Religion).

106. — De la Pathologie mentale (Revue philos., oct. 1893).

107. MAUPASSANT (Guy de). — Le Horla, Paris, Ollendorf.

108. MELJAC. — De la Kleptomanie chez les P. G. Th. de Paris, 1911.

109. MIGNARD. — La Joie passive. Alcan, 1905.

109 *bis*. — Rêves et délires (Biologica, 15 février 1912).

109 *ter*. — Fonction psychique et troubles mentaux. Le délire (Ann. psychol., 1911).

110. MIGNARD et PETIT. — Délire et personnalité (Communication VIIe Congrès belge de Neurologie et Psychiâtrie. Ypres-Tournai, 26-29 sept. 1912).

111. ROGER-MIGNOT, et JOFFROY. — La Paralysie générale. Doin, 1910.

112. MIGNOT. — Voir Sérieux, p. 159 et 160.

113. MILLET. — Alcoolisme et P. G. Th. de Paris, 1880.

114. MOREAU (de Tours). — Psychologie morbide.

115. MOREL. — Traité des maladies mentales.

116. NERVAL (G. DE). — Aurélia.

116 *bis*. NECKER DE SAUSSURE. — L'éducation progressive.

117. NATHAN. — Un cas de P. G. chez un musicien professionnel (Soc. de Neurol., déc. 1908. Revue neurol., 1908, n° 14).

118. NICOLAEVICI. — Le Délire dans les maladies infectieuses. Th. de Paris, 1905 (Revue neurol., 1906, p. 140).

119. PARANT. — Suractivité intellectuelle sans délire, ni démence dans la P. G. (A. m. p., 1897, p. 34-212).

120. PAILHAS (d'Albi). — Un cas de P. G. avec début marqué par l'amélioration du caractère (XIe Congrès des aliénistes et neurogistes. Limoges, 1901).

121. PAULHAN. — L'Activité mentale et les éléments de l'esprit. Paris-Alcan, 1889.

122. — Les Types intellectuels. Esprits logiques et esprits faux.

123. — Psychologie de l'invention.

124 Payot. — De la Croyance.

125. Paris. — La P. G. progressive, sa parenté avec la confusion mentale primitive. Th. de Nancy, 1905.

126. Petit (G.). — Les Auto-représentations mentales aperceptives (Communic. au XXe Congrès fr. d'alién. et neurol. Tunis, 1-7 avril 1912).

127. Péridier. — Des Formes dépressives de la P. G. Th. de Lyon, 1904.

128. Peyre. — Les Hallucinations dans la P. G. Th. de Montpellier, 1896.

129. Pierret. — Les Rémissions spontanées de la P. G. (Soc. méd. Lyon, 28 novembre 1902).

130. Peyron. — La Démence paralytique et ses désordres intellectuels et moraux. Th. de Montpellier, 1859.

131. Pick (A.). — Zur psychologie der confabulation (Neur. centrablatt, 1905, n° 11).

132. Raviart. — Des P. G. dangereux (Écho médical du Nord, 4 décembre 1904).

133. Raymond et Sérieux. — Article « Paralysie générale », t. IX du Traité de médecine et de Thérapeutique. Brouardel et Gilbert. Paris, 1902 (Baillière).

134. Régis. — De la Dynamie fonctionnelle au début de la P. G. (A. m. p., 1879).

135. — Poésie et P. G. (Enc., n° 2, 1906).

136. — Précis de Psychiâtrie. Paris-Doin, 1906.

136 *bis*. — Les Délires de rêve (Congrès de Bordeaux, 1895).

137. Régis et de Perry. — Fréquence de la P. G. sans délire (Journ. méd., 28 nov. 1897).

138. Régis et Lalanne. — De l'Origine onirique de certains délires dans la P. G. (Congrès international de Paris, 1900).

139. Réja (Marcel). — L'Art chez les fous (Mercure de France, 1908).

140. Revault d'Allones. — De l'Affaiblissement intellectuel chez les déments. Paris, Alcan, 1912.

141. Rey. — Leç. élément. de Psychologie et de Philosophie. Paris Cornély, 1908.

142. Ribot. — Essai sur l'imagination créatrice (Alcan, 1900).

143. Rieu. — Des Hallucinat. psycho-motrices dans la P. G. Th. de Paris, 1900.

144. Richter. — P. G. compliquant une paranoïa hallucinatoire chronique (Allgemeine zeitschrift für Psychiâtrie, mai 1898).

145. Ritti. — Voir Ball.

146. Rogues de Fursac et Génil-Perrin. — Délire d'imagination et P. G. (Journ. psychol., mars-avril 1912).

147. Rogues de Fursac. — Manuel de Psychiâtrie. Article « Paralysie générale » (Alcan, 1908).

148. — Les Écrits et les Dessins dans les maladies nerveuses et mentales. Paris, 1905. Masson.

149. Rouillard. — Essai sur les amnésies. Paris, 1885.

150. Rouma (G.). — Le Langage graphique de l'enfant.

151. Le Roy. — La Logique de l'invention.

152. Roy et Dupouy. — Amnésie rétro-antérograde ayant débuté brusquement par un ictus chez une P. G. (Rev. neurol., 1905, n° 11).

153. Salomon. — Contribution à l'étude des P. G. prolongées Th. de Paris, 1912.

154. Santrot. — Contribution à l'étude des formes de la P. G. Th. de Paris, 1912.

155. Saury. — Troubles intellectuels de la P. G. Th. de Paris, 1879.

156. Séglas et Logre. — Délire imagin. de grandeur avec appoint. interprét. (Enc., 1912).

157. Sémelaigne. — Un p. g. halluciné (A. m. p., nov. 1903).

158. Sérieux. — Les Hallucin. motrices verbales dans la P. G. (Gazette hebdom., 1898, n° 49).

159. Sérieux et Roger-Mignot. — Sur un cas de P. G. à forme sensorielle avec alternance de phénomènes

d'excitation et de déficit des centres lésés (A. m. p., oct. 1902).

160. — Hallucinations de l'ouïe chez un P. G. (Nouv. iconogr. de la Salpêtrière, juillet-août, 1902).

161. Sérieux et Capgras. — Le Délire d'interprétation (Enc., 1910, nos 2 et 4).

162. — Roman et vie d'une fausse princesse (Journ. psychol., 1910).

163. Sérieux et Ducosté. — Études statistiques sur les formes cliniques de la P. G. (Progrès médical, 16 mars 1907. Enc., 1907, t. II, p. 159).

164. Simon (M.). — Le Monde des rêves.

165. Souriau (P.). — Théorie de l'invention.

166. Sully (J.). — Studies of Childhood, ch. II (The age of imagination).

167. Szysgal. — Étude sur la loi de régression dans la démence. Th. de Paris, 1890-1891.

168. Taine. — L'intelligence, t. I et II.

169. Tamburini. — La Théorie des hallucinations (Revue scientifique, 29 janvier 1888, 10 mai 1890).

170. Tissot. — L'Imagination.

171. Toulouse et Marchand. — Imbécillité et paralysie générale (A. m. p., sept.-oct., 1901).

172. Toulouse et Mignard. — Confusion mentale et démence (Rev. psych., août 1908).

173. Trannoy. — La Mythomanie. Th. de Paris. 1905.

174. Trénel. — Hallucinations psycho-motrices et spiritisme dans un cas de P. G. (A. m. p., nov., 1903).

175. Trénel et Libert. — P. G. sénile et presbyophrénie (Soc. clin. médec. mentale, juillet 1910).

176. Truelle. — P. G. avec hallucinations (A. m. p., mai 1901).

177. — Considérations sur le délire des actes dans la P. G. (Soc. médico-psych., 24 juin 1901).

178. Vaschide et Vurpas. — Psychologie du délire dans les troubles psychopathiques. Masson, Paris.

179. — Les Rêves de paralytiques généraux (Congrès international de Médecine. Madrid, 1903).

180. VIBERT. — Précis de Médecine légale. Paris, Baillière.

181. VIGOUROUX et DELMAS. — Ictus et délire hallucinatoire chez un P. G. (Soc. anatom. Paris, mars 1907).

182. VIGOUROUX et JUQUELIER. — Contribution clinique à l'étude des délires de rêve (Journ. psychol., 1908).

183. — Insuffisance hépatique et délire (Revue de Psychol., sept. 1902).

184. VIGOUROUX et LAIGNEL-LAVASTINE. — Contribution à l'étude de quelques formes de la P. G.(XIIIe Congrès des aliénistes et neurologistes. Bruxelles, 1903).

185. — Délire par insuffisance hépato-rénale ayant donné lieu au syndrome de la P. G. (XIIIe Congrès, Bruxelles, 1909.

186. VIGNOLI. — Mito e scienza.

187. WIZEL. — Pathogénie du délire spécifique des paralytiques généraux (Neurologisches Centralblatt, n°s 14 et 15, 1903).

188. WERNICKE. — Grundriss der Psychiatrie. Leipzig, 1906.

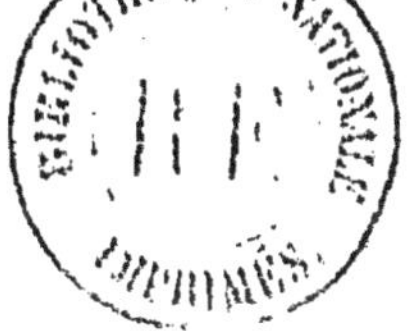

TABLE DES MATIÈRES

Imp. de la Faculté de Méd., Jouve et Cie, 15, rue Racine, Paris — 1758-12

www.ingramcontent.com/pod-product-compliance
Ingram Content Group UK Ltd.
Pitfield, Milton Keynes, MK11 3LW, UK
UKHW021147260726
13994UKWH00001B/334

9 782329 124773